W0255681

SpringerWienNewYork

Erika Folkes
Gerald Gatterer

Generation 50 plus

Ratgeber für Menschen in den besten Jahren

SpringerWienNewYork

Erika Folkes
EURAG Österreich
Curlandgasse 22
A-1170 Wien

Dr. Gerald Gatterer
Praxis: Schloßmühlgasse 22
A-2351 Wiener Neudorf
E-Mail: gerald@gatterer.at

SpringerWienNewYork ist ein Unternehmen von Springer Science + Business Media
springer.at

Umschlagbild: Getty Images/Intimate couple in park
Satz: Composition & Design Services, Minsk 220027, Belarus
Druck: Druckerei Theiss GmbH, 9431 St. Stefan im Lavanttal, Österreich
Gedruckt auf säurefreiem, chlorfrei gebleichtem Papier – TCF
SPIN: 11414919

Bibliografische Information der Deutschen Bibliothek
Die Deutsche Bibliothek verzeichnet diese Publikation in der Deutschen Nationalbibliografie; detaillierte bibliografische Daten sind im Internet über http://dnb.ddb.de abrufbar.

ISBN 3-211-25537-0 SpringerWienNewYork
ISBN 978-3-211-25537-7 SpringerWienNewYork

Danksagung

Das vorliegende Buch kam nicht zuletzt dank der Unterstützung zustande, mit der namhafte Experten aus Medizin und Wissenschaft ihr Fachwissen bei zahlreichen Veranstaltungen der EURAG Österreich (Gesundheitscercle) sowie bei der Produktion der EURAG Schriftenreihe „Bewusst leben – gesund altern“ einbrachten. Die Autorin möchte sich deshalb bei Univ.-Prof. Dr. Anton Amann, Univ.-Prof. Dr. Norbert Bachl, Prim. Prof. Dr. Franz Böhmer, Dr. Gertraud Czerwenka-Wenkstetten, Univ.-Prof. Dr. Peter Dal-Bianco, Univ.-Prof. Dr. Wilfried Feichtinger, Univ.-Prof. DDr. Johannes Huber, Univ.-Prof. Dr. Michael Kunze, Univ.-Prof. Dr. Helmut Madersbacher, Univ.-Prof. Dr. Siegfried Meryn, Prof. Dr. Markus Metka, Univ.- Prof. Hofrat Dr. Anton Neumayr, Univ.-Prof. Prim. Dr. Elisabeth Preisinger, Univ.-Prof. Dr. Anita Rieder, Univ.-Prof. Dr. Leopold Rosenmayr, Univ.-Prof. Dr. Michael Stur, Univ.-Prof. Dr. Hans Tilscher, Univ.-Prof. DDr. Georg Watzek und Univ.-Prof. Dr. Georg Wick recht herzlich bedanken. Ein besonderer Dank gebührt auch Frau Dr. Uta Langer, Medizinerin aus Leidenschaft, und meiner Mitarbeiterin Frau Mag. Eva Reithner, die beide, eine jede in ihrer Fachkompetenz, das Geschriebene gewissenhaft überprüft haben.

Ebenso danken die Autoren allen jenen Personen, die durch die Darstellung ihrer praktischen Erfahrungen, vor allem auch im Umgang mit schwerer erkrankten älteren Menschen, eine positivere Sicht auch dieses Aspektes des Alterns schaffen helfen. Hierzu zählen Antonia Croy, Prof. Dr. Peter Fischhof, Prim. Dr. Eva Fuchswans, Prim. DDr. Marina Kojer, DKPS Gabriela Neubauer, Dr. Fritz Neuhauser, OA Dr. Georg Psota, Prof. Dr. Reinhold Schmidt und Prof. Dr. Hans Georg Zapotoczky.

Die Autoren

Inhaltsverzeichnis

Warum dieses Buch geschrieben wurde

Noch vor gar nicht allzu langer Zeit galt ein Mensch jenseits der 60 als „alt". Heute wissen wir, dass mit 66 noch lange nicht Schluss ist. Denn dank immer neuer Erkenntnisse der modernen Medizin ist es den meisten Menschen vergönnt, mit den kleinen und größeren Beschwerden des Alterns fertig zu werden und das Leben bei zufriedenstellender Gesundheit zu genießen.

Fast ein Drittel aller Österreicher/innen befindet sich derzeit im Ruhestand. Die Jüngsten von ihnen haben derzeit eine Lebenserwartung von nahezu einem Drittel ihres Lebensalters. Wussten Sie, dass 80 Prozent dieser Menschen sich durchaus gesund fühlen oder schlimmstenfalls nur an den ganz normalen Altersbeschwerden „leiden". Doch obwohl sich laut Meinungsforschung drei Viertel auf Ihre Pension gefreut haben, zeigt die Praxis, dass viele Menschen im Ruhestand nach einiger Zeit mit der neu gewonnenen Freiheit oft nicht viel anzufangen wissen und nach neuen Lebensinhalten suchen.

Der Grund liegt auf der Hand: Nach einem aktiven Leben, das von Eltern, Schule und Beruf wohlvorbereitet, jahrzehntelang begleitet und damit fremdbestimmt war, fehlen die Leitlinien für ein Leben „in totaler Freiheit".

Diese Lücke möchte das vorliegende Buch jetzt schließen. Basierend auf den neuesten Erkenntnissen der Wissenschaft wird aufgezeigt, wie wir mit den unablässig voranschreitenden körperlichen und seelischen Veränderungen unseres Körpers fertig werden und unsere Lebensqualität bis ins höchste Alter erhalten können.

In den einzelnen Kapiteln sind Beispiele aus der Praxis genauso enthalten wie Anleitungen zur Selbsthilfe, ein Überblick über aktuelle Therapien und Angebote – aber auch, wie mit krankhaften Veränderungen und pflegebedürftigen Angehörigen umzugehen ist.

Das Befolgen der in diesem Buch gegebenen Ratschläge zahlt sich aus: Die Lebenserwartung steigt nach heutigen Berechnungen jedes zweite Jahr um ein weiteres Jahr. Das von den Wissenschaftern errechnete 120.

Lebensjahr wurde kürzlich bereits mehrmals überschritten. Ein langes Leben ist somit in greifbare Nähe gerückt.

Es liegt an jedem Einzelnen von uns, dieses auch entsprechend zu genießen. Das bedeutet, dass wir alles tun müssen, um – wie ein Gründungmitglied der EURAG, der größten internationalen Organisation für die Erhaltung der Lebensqualität älterer Menschen, es vor über 40 Jahren ausdrückte: „Höchstens zehn Minuten im Leben abhängig sein“. Die Alternative: So wie bisher weiterleben und in der Pflegebedürftigkeit enden.

Wie dieses Buch zu lesen ist

Ein altes Sprichwort lautet: „Ein Mann kann ein Pferd zur Tränke führen. Zehn Männer reichen nicht aus, um es zum Trinken zu bewegen“. Dies gilt auch für das vorliegende Buch, das als Anregung für Ihre besten Jahre gedacht ist, es aber jedem Einzelnen überlässt, ob er die darin enthaltenen Ratschläge auch befolgten möchte.

Wer sagt: „50 Jahre – um Gottes willen – ich fühle mich doch nicht alt“ sollte dieses Buch am besten gleich aus der Hand legen. Er/sie ist ein Altersflüchtling und denkt, dass er sich – womöglich mit einer um 30 Jahre jüngeren Partnerin – oder Partner – die ewige Jugend bewahren kann. Das geht genauso wenig wie so weiterleben wie bisher. In letzterem Fall darf sich einer nicht wundern, wenn die Ausübung der bisher gewohnten Sportarten mit einem Bänder- oder Sehnenriss endet.

Möchten Sie jetzt immer noch weiterlesen? Gut. Denn die Autoren haben in der Ausübung ihres Berufs mit vielen tausenden Repräsentinnen und Vertretern der Altersgruppen 50, 60, 70 Jahre und darüber in den letzten fünfzehn Jahren Erfahrungen gesammelt, die sie auf den nachfolgenden Seiten gerne weitergeben möchten.

Das Ergebnis wurde mit dem Sanktus namhafter Wissenschafter, Ärzte und Psychologen in Kapitel gegliedert, die als Service gedacht sind – für jene, die sich entweder selbst der magischen Grenze 50plus nähern, diese bereits überschritten haben oder aber sich mit den Problemen der Eltern- und Großeltern-Generation auseinandersetzen möchten oder müssen.

Teil I beschäftigt sich mit der Prävention der gemeinhin als „Alterserscheinungen“ bezeichneten Wehwehchen und wie diese sowie eine alterskonforme Planung des neuen Lebensabschnitts, in den Griff zu bekommen sind.

Teil II ist den weniger angenehmen Seiten des Älterwerdens gewidmet: Der Bewältigung von stärkeren körperlichen und psychischen Veränderungen, dem Umgang mit Krankheit und der Einsamkeit im Alter.

Teil III schließlich ist für starke Nerven gedacht: Er befasst sich mit Demenz und Alzheimer, sowie der Betreuung pflegebedürftiger Angehöriger, dem würdevollen Sterben und dem Abschied nehmen.

Mit 60 ist noch lange nicht Schluss

Wir alle leben länger – Den Vorbildern nacheifern – Lebenslanges Lernen – Was wir von den 100jährigen lernen können – Vorbereitung auf den neuen Lebensabschnitt

Ein stadtbekannter Wiener Baumeister blätterte vor ein paar Jahren umgerechnet 150.000 Euro hin, nur damit ihn die damals 60jährige Sofia Loren auf den Opernball begleite.

Auch in Wirtschaft und Politik gibt es zahlreiche Beispiele, wie selbst 70- und 80jährige so gefragt sein können, dass man sich das Leben ohne sie nicht vorstellen konnte.

Denken Sie an Winston Churchill, Konrad Adenauer oder Bruno Kreisky. Oder meinen Sie, dass Spitzenmanager wie der Boss der Casinos Austria nichts gelten, wenn sie sich, wie Dr. Leo Wallner, in Zeiten des Abbaus der Fünfzigjährigen bis 70 an der Spitze des Konzerns halten können?

Warum haben wohl Uschi Glas oder Dagmar Koller – beide Damen über 60 – die Figur einer 25-jährigen? „Kunststück“, werden Sie sagen, „die Prominenten haben ganz andere Möglichkeiten, die ich nicht habe“.

Dem muss widersprochen werden. Denn erstens haben auch die Promis, wie sie öffentlich zugeben, dieselben Probleme wie ihre Altersgenossen.

Und zweitens kann heute jeder, dem das eigene Aussehen und die eigene Gesundheit etwas wert sind, von sich aus eine Menge tun, um topfit zu bleiben.

Die gertenschlanke Operetten-Soubrette Dagmar Koller etwa hat wissen lassen, dass sie jeden Morgen, am liebsten vor dem Fernsehapparat, ihre Dehnübungen macht, vorzugsweise bei einer beliebten Koch-Show.

Schauspieler leiden übrigens kaum an Alzheimer. Warum? Weil sie ein Leben lang beim Rollen lernen ihre Gedächtnisübungen machen. Wie sie uns, wie die Wiener Burgschauspielerin Gusti Wolf, beweisen, die auch mit 90 Jahren noch auf der Bühne steht.

Eine Zauberformel für das Leben im 3. Lebensabschnitt gibt es nicht. Wohl aber die Erkenntnis, dass die Mühen der Prominenten auch dem Normalsterblichen Vorbild sein können.

Was können wir von den Hochbetagten lernen?

Eine ganze Menge. Ein zuletzt 103jähriger Beamter im Ruhestand hat bis zu seinem Tod jeden Tag seine Zeitung gelesen, eine Jugendhandballmannschaft angepfiffen, sich im eigenen Haus versorgt und Jahr für Jahr eine Reise ins Ausland unternommen.

Ein nahezu 100jähriger Bewohner eines Wiener Pensionistenheims schreibt zur Freude der Heimbewohner liebend gern Theaterstücke, geht mit einer um zwanzig Jahre jüngeren Freundin aus und rezitiert als Gedächtnisübung beim täglichen Spaziergang deutsche und englische Gedichte. Noch mit 94 hat eine Heimkollegin sich mit dem Internet vertraut gemacht und begeistert mit ihrer Urenkelin in Madeira korrespondiert.

WAS DER ARZT SAGT

„Altern in unserer Gesellschaft bedeutet etwas anderes als Altern zu Zeiten unserer Eltern und Großeltern!"

Prim. Prof. Dr. **Franz Böhmer**, Präsident der Österreichischen Gesellschaft für Geriatrie und Gerontologie

Eine mittlerweile 87-jährige, quicklebendige New Yorkerin hat für die Lebensfreude im Alter ein Rezept, das so simpel wie nachahmenswert ist. Es lautet: „Keep stimulated!“ Frei übersetzt: „Sorge für ständige Anregung!“ Also einfach alles tun, was Körper und Geist in Schuss hält.

Die ehemalige, seit fünfzehn Jahren verwitwete Krankenschwester liest täglich die Zeitung, hat einen Newsletter über die neuesten Erkenntnisse der Medizin sowie einen Fixplatz in der Oper abonniert. Sie besucht, trotz einer fortschreitenden Arthrose, einen Gymnastikkurs und macht täglich nach dem Aufstehen ihre Lockerungsübungen. Und sie hält sich einen Freundeskreis, der sich regelmäßig trifft und die 70jährigen als „Youngsters“ bezeichnet. Dass sie immer noch durch die Gegend jettet versteht sich von selbst.

„Ein Hobby allein ist kein Rezept fürs Altwerden“, diagnostiziert der ehemalige Bruno Kreisky-Arzt und Mitachtziger Univ. Prof. Dr. Anton Neumayr, der heute noch mit den Wiener Philharmonikern Klavier spielt und ein Buch nach dem anderen schreibt: „Das hieße lediglich die Zeit tot schlagen.“

Die wird aber mit den Jahren immer kostbarer.

I Vorbereitung auf das Älterwerden

1 Mit körperlichen und geistigen Veränderungen umgehen lernen

Was in reiferen Jahren mit Körper und Geist passiert – Ohne Service geht es nicht – Auf die richtige Vorsorgeuntersuchung kommt es an – auch Geist und Psyche verändern sich – Lifestyle und Lebensqualität – Eckpfeiler Ernährung und Bewegung – Rauchen und Alkohol

Wer meint, dass er sich für alle Zeiten genauso fühlen wird, wie mit 30 oder 40 Jahren, der irrt gewaltig. Das wäre zwar schön, ist aber von Mutter Natur nicht so vorgesehen.

Genaugenommen will diese, dass sich Frauen (früher) und Männer (später), wenn sie in den Wechsel kommen, möglichst bald danach von dieser Welt verabschieden.

Die Zeichen sind jedenfalls untrüglich: Die Muskeln schwinden und werden durch Fett ersetzt. Die Hormonproduktion nimmt ab. Haut und Haare werden dünner, Sicht und Gehör schlechter, der Stoffwechsel träger. Was für manche noch schlimmer ist: Der Mensch wird auch noch vergesslich.

Das alles ist ganz normal. Es heißt aber nicht, dass wir die uns von der Natur aufgezwungenen Veränderungen akzeptieren müssen.

Was kann man also dagegen tun?

Eine ganze Menge. Da ist einmal die

Gesundheitsvorsorge

So wie ein Auto regelmäßig zum Service geführt wird, sollte auch der Mensch seine Organe mit fortschreitendem Alter immer öfter überprüfen lassen. Der

Gesetzgeber hat sich dazu die sogenannte „Vorsorgeuntersuchung“ einfallen lassen, bei der ein Hausarzt einen Schnell-Check macht. Aber leider auch nicht mehr. Weshalb man immer wieder hört: „Ein halbes Jahr vor Ausbruch der Krankheit war er/sie ohnedies bei der Vorsorgeuntersuchung.“

Nun kann man einem Vorsorgemediziner aber weiß Gott nicht die Schuld zuweisen, wenn er einen Brustkrebs, eine schon lange vorhandene Osteoporose oder einen Prostatakrebs nicht bemerkt. Er ist eben ein Allgemeinmediziner und kein Gynäkologe oder Urologe. Und schon gar kein Augenarzt oder Hautarzt.

Frauen sind es in der Regel gewohnt, von frühester Jugend an den Frauenarzt aufzusuchen. Dennoch ist Brustkrebs immer noch ein potenter Killer, zu dessen Früherkennung nur die Mammografie verhelfen kann.

Der Mann ist dagegen ein Vorsorgemuffel. Obwohl heute schon jeder Zehnte an Prostatakrebs erkrankt, gilt der Besuch beim Urologen immer noch als absolut entbehrlich.

Wussten Sie, dass es im zivilisierten Land Österreich jährlich 1.000 Neuerkrankungen an Tuberkulose gibt und 80 Menschen daran sterben? Ältere Menschen sind besonders gefährdet, weil das Immunsystem schwächer und die Ansteckungsgefahr mit offener TBC daher größer ist. Besonders die heute 60- bis 70jährigen gelten als gefährdet. Viele von ihnen wurden in den Nachkriegsjahren zwar geimpft, der schlechten Nahrungsmittelversorgung wegen aber dennoch angesteckt: Obwohl die Infektion in Form einer Verkalkung zum Stillstand gebracht wurde, heißt das nicht, dass der Herd durch Ansteckung im Alter nicht wieder aufbrechen kann.

Noch häufiger muss mit einer Lungenerkrankung gerechnet werden, die unter Fachleuten als „COPD“ bekannt ist (für: Chronic Obstructive Pulmonary Disease). Die Erkrankung von Bronchien und Lunge bedeutet im Prinzip nichts anderes als dass einem buchstäblich langsam die Luft ausgeht. Es versteht sich von selbst, dass Raucher – und natürlich auch die passiv Rauchenden – besonders gefährdet sind.

Ist Ihnen eigentlich bewusst, dass Darmkrebs im Vormarsch ist und eine routinemäßige Darmspiegelung genügt, um die krankhafte Veränderung im Frühstadium zu erkennen und damit die gewohnte Lebensqualität zu sichern. Das gilt natürlich auch für die Top-Killer der modernen Zivilisation: Herzinfarkt und Schlaganfall. Und angesichts der stetig steigenden Lebenserwartung sind die Zellen für Hautkrebs geradezu vorprogrammiert.

Einfach, weil die verlängerte Lebenszeit die oft schon in Jugendjahren erfolgte Hautschädigung ans Tageslicht bringt.

Wer auf sich schaut, sollte folglich nicht erst auf die ärztliche Diagnose einer Erkrankung warten oder diese gar dem Zufall überlassen, sondern sich selbst, am besten mit Kalender, einen **Serviceplan** zurecht legen, der regelmäßige Check-ups enthält (siehe Kasten). Und diese Termine dann auch einhalten. Schließlich bringen Sie ja auch Ihr Auto regelmäßig zum Service, was garantiert, dass es Sie nicht im Stich lässt.

WAS UNBEDINGT ZUR VORSORGEUNTERSUCHUNG GEHÖRT

Neben den vorgeschriebenen Routine-Tests (Blutdruckmessung, Cholesterinspiegel, Harnsäure, Blutzucker und Senkungsreaktion) sollte auf die folgenden Checks nicht vergessen werden:

Brust (Abtasten und Mammografie)
Gebärmutter/Eierstöcke (Abstrich und Ultraschall)
Überprüfung des PSA Wertes zur Früherkennung von Prostatakrebs (Männer ab dem 45. Lebensjahr
Knochendichtemessung
Darmuntersuchung (Test auf verborgenes/okkultes Blut) bei Verdacht Koloskopie (Darmspiegelung) ab dem 50. Lebensjahr
Lunge (Röntgen, Lungenfunktionstest)
Haut (regelmäßige Selbstkontrolle von Muttermalen – bei Verdacht zum Hautarzt!)
Augen (Innendruck messen auf Glaukomverdacht = frühzeitige Erblindung)
Hörtest

Theoretisch haben die Sozialversicherungsträger zwar jedem Versicherten das Recht auf eine **Vorsorgeuntersuchung** zugebilligt und manche Hausärzte erinnern auch ihre Patienten in regelmäßigen Abständen daran.

Andere wiederum warten darauf, dass der Patient sein Recht geltend macht bzw. dauert so ein Schnell-Check nicht länger als eine Viertel Stunde.

Egal, ob Sie nachher zu einem Spezialisten weitergeleitet werden oder nicht, sollten Sie die vorgeschlagenen Punkte im Kasten unbedingt berücksichtigen.

Sie haben es mittlerweile bemerkt. Besser als sich auf den Arzt zu verlassen (der mit einem Wartezimmer voller Menschen knapp bei Zeit ist), gilt es, die eigene Gesundheit selbst in die Hand zu nehmen. Gut organisierte Labors haben sich längst auf eine laiengerechte Bedienung eingestellt. Sie weisen Blut- und Harnwerte, die Grund zum Alarm geben, extra aus und berechnen vollautomatisch Ihren ganz persönlichen Risikofaktor. So können Sie selbst feststellen, ab wann Sie sich in Richtung Schlaganfall bewegen. Darüber hinaus bildet der Laborbefund eine gute Gesprächsgrundlage für Ihren nächsten Arztbesuch.

Nehmen Sie die Vorsorgeuntersuchung unbedingt ernst und sagen Sie nicht: „Da könnte ja etwas herauskommen." Mit dieser Vogel-Strauß-Politik ist schon so mancher frühzeitig im Grab gelandet.

Was können Sie noch tun, um die Gesundheit zu erhalten?

Die Antwort ist für einen Sozialmediziner ganz einfach: Impfen. Schon deshalb, weil das Immunsystem mit den Jahren schwächer und der Mensch nicht nur anfälliger für Krankheiten wird, sondern auch nicht mehr so gut wie in jungen Jahren in der Lage ist, diese zu bekämpfen.

Ein Wiener Pensionisten-Ehepaar, das viel unterwegs, also mit Menschen und Bakterien in Berührung ist, frischt regelmäßig all jene Impfungen auf, die für die beiden, die zusammen bald 140 Jahre alt sind, lebenswichtig sein können: Gegen Influenza, Zeckenbiss (FSME) Hepatitis A und B, Kinderlähmung, Pneumokokken. Und natürlich die klassischen Reiseimpfungen, wie gegen Gelbfieber, Typhus etc. (Siehe auch Kasten „Impfungen nach 50"). Die beiden, die gerne Fernreisen unternehmen, haben sich sogar einen besonderen Servicedienst eingerichtet, der jedermann offen steht: Immer, wenn wieder einmal eine Auffrischungsimpfung notwendig ist, werden sie von ihrem Stamm-Tropeninstitut automatisch kontaktiert.

Gut zu wissen: beim älteren Menschen sind Impfungen oft nicht mehr so wirksam wie ehedem. Unter Umständen gelten daher kürzere Auffrischungszeiten. Der Grad der Immunisierung kann durch einen simplen, allerdings kostenpflichtigen, Bluttest festgestellt werden.

WAS DER ARZT SAGT

„Impfungen zählen heute zu den wirksamsten Maßnahmen, welche die Medizin zu bieten hat.“

Univ.-Prof. Dr. **Michael Kunze**, Vorstand des Wiener Universitätsinstituts für Sozialmedizin

DIE WICHTIGSTEN IMPFUNGEN NACH 50

Influenza: 1 x jährlich (am besten im Herbst)
Pneumokokken (bakterielle Lungenentzündung): ab dem 60. Lebensjahr alle 5 Jahre
Zecken (FSME): alle 4 Jahre, ab 60. Lebensjahr alle 3 Jahre
Tetanus/Polio/Diphterie: Auffrischung alle 10 Jahre
Wer viel reist, sollte auf die in gefährdeten Gebieten vorgeschriebenen Impfungen, wie **Hepatitis A und B**, **Gelbfieber**, **„Japanische“ Enzephalitis** (Gehirnhautentzündung), **Typhus** und **Cholera** nicht vergessen.

Das Vorangesagte gilt für den Körper. Wie aber steht es mit **Geist und Psyche**? Wie können die Merkfähigkeit erhalten und die im Alter immer wichtigeren Kontakte mit der Umwelt bewahrt bleiben?

Keine Bange, wir sind bis ins hohe Alter lernfähig. Das haben Wissenschafter längst herausgefunden:

- Neugierde ist das wichtigste Motiv, geistig aktiv zu bleiben. Schöpferisches Gestalten kennt keine Altersgrenze, sondern sollte das ganze Leben begleiten.

- Neue Inhalte lernen wir im Alter etwas langsamer. Aber unsere Lernstrategie können wir leicht so anpassen, dass wir aufnahmefähig bleiben.
- Schlichtweg falsch ist die Ansicht, dass unser Gehirn (mit Ausnahme von schweren Erkrankungen) so abbaut, dass wir nicht mehr lernen können.
- Der Stress in jungen Jahren lässt Fragen nach dem Sinn oft nebensächlich erscheinen. Doch die Zeit der Reife ist prädestiniert für die Beschäftigung mit solchen Themen.

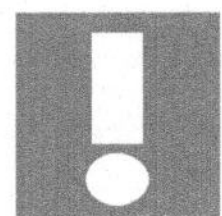

WAS DER WISSENSCHAFTLER SAGT

„Unsere Welt ist eine Lernwelt geworden – und wer nicht ausgegrenzt werden möchte, muss am Spiel von Information und Wissen mit Hilfe von Lernen teilnehmen."

Univ.-Prof. Dr. **Leopold Rosenmayr**, Sozialgerontologe

Auch für das Gedächtnis gilt: „Use it or lose it" – Trainieren oder verlieren.

Kreuzworträtsel lösen ist nur eine, von den Medizinern übrigens anerkannte, Möglichkeit das Gedächtnis zu üben. Die Präsidentin der EURAG Österreich, die ehemalige Familienministerin Gertrude Fröhlich-Sandner, die lange Jahre den Häusern der Volksbildung vorstand, hat ein ganz simples Rezept: „Neugierig bleiben". Weiter lernen, weiter bilden „sonst verlieren wir den Kontakt zu den jungen Menschen".

Die Möglichkeiten das Gehirn in Schuss zu halten sind heute schier unendlich. Sie reichen von den Kursen an den Volkshochschulen über das Seniorenstudium an den Universitäten bis zur Erforschung der grenzenlosen Welt des Internet, das auch für alte Menschen keine Hexerei ist. Weil es für dessen Zugang wiederum jede Menge Unterstützung gibt.

Wer topfit den 100. Geburtstag erleben möchte, sollte jedoch auch den Rat des Innsbrucker Alternsforschers Univ. Prof. Dr. Georg Wick beachten, auch wenn dieser auf den ersten Blick nicht ganz verständlich scheint: „Arbeiten bis zum Umfallen". Das halte körperlich wie geistig rege, hebe das Selbstwertgefühl und stärke die lebenswichtigen Kontakte zu den Mitmenschen.

In einem nicht näher bekannten Dorf in China wurden kürzlich siebzig Über-hundertjährige entdeckt. Gemeinsam sitzen die Frauen an ihren Webstühlen und tratschen den lieben langen Tag miteinander, während die Schiffchen hin- und hersausen. Die alten Damen sind also produktiv, nähren ihr Selbstwertgefühl und erfreuen sich völlig intakter sozialer Netzwerke. Und sie erzielen mit ihrer Arbeit noch einen Effekt, der für Sozialmediziner, wie Professor Kunze, von eminenter Bedeutung ist: Sie geben dem Tag eine Struktur.

Anstatt im Bett liegen zu bleiben, wenn einem nicht nach Aufstehen ist – oder weil niemand es mehr anschafft – werden die täglichen Pflichten erfüllt und damit die kleinen Wehwehchen und aufkeimenden Depressionen verdrängt. So wie ein Berufstätiger (und die Frau neben ihm) Tag für Tag zur selben Zeit aufgestanden und schlafen gegangen ist.

WAS DER ARZT SAGT

> *„Wir können rund 70 Prozent unseres Alterungsprozesses selbst beeinflussen. Nur 30 Prozent sind genetisch vorgegeben."*
>
> Univ.-Prof. Dr. **Georg Wick**, Immunologe und Alternsforscher

Für den Alternsforscher Wick liegt es auf der Hand: Wer vernünftig lebt, viele Freunde und womöglich noch langlebige Großeltern hat, darf sich auf ein langes Leben freuen.

Gene sind laut Wick nur für 30 Prozent unserer Lebenserwartung verantwortlich: „Einen ziemlich großen Prozentsatz unseres Alterungsprozesses, nämlich rund 70 Prozent, können wir selbst beeinflussen". Zehn Prozent stehen für eine gute medizinische Betreuung, 23 Prozent gehen auf das Konto „Umweltfaktoren". Den größten Anteil – nämlich 37 Prozent – macht jedoch der persönliche *Life Style* aus. Das bedeutet für die meisten Menschen vermutlich:

Änderung des Lebensstils im 3. Lebensabschnitt

Nichts ist jenseits der 50 mehr wie es einmal war. Die Verdauung wird träger. Ein Schwimmgürtel nach dem anderen legt sich um die Leibesmitte. Die Gelenke schmerzen.

Die meisten Menschen geben dem inneren Schweinehund nach. Sie essen nicht weniger, sondern mehr. Und sie bewegen sich noch weniger als bisher. Das ist in den Augen des Sozialmediziners grundfalsch. Denn um sich auch noch mit 70 in seiner Haut wohl zu fühlen gilt es den persönlichen **Life Style** zu beachten. Das bedeutet:

- Gezielt (und weniger) essen
- Ausreichend Flüssigkeit
- Sich bewegen
- Geistig fit halten
- Soziale Kontakte
- Regelmäßige Gesundheitschecks
- Nicht rauchen
- Mäßig Alkohol

Ernährung und Gesundheit stehen in direktem Zusammenhang, sagt Sozialmediziner Kunze. Wenn die ernährungsabhängigen Krankheiten, wie Herz-Kreislauf, Diabetes, Fettstoffwechselstörungen, Gicht, Übergewicht, Karies oder Darmkrebs seit Jahren in einem stärkeren Ausmaß zunehmen als früher, dann liegt dies einerseits an der Zusammenstellung des täglichen Speisezettels (zuviel Fett), andererseits an dessen Qualität (zu wenig Vitamine, Mineral- und Ballaststoffe).

Wer einmal auch nur sieben Tage lang nach der Glyx-Diät gelebt hat (kein Fleisch, kein Fisch, kein Alkohol, viel Gemüse, Salat und Vollkornprodukte), der kann schon nach einer Woche feststellen, dass der Körper entsäuert, das Gewicht reduziert und das Wohlbefinden wieder hergestellt ist.

Übergewicht ist übrigens messbar: Mit dem körpereigenen **Body Mass Index** (BMI), der aufzeigt, wie viel zu viel ist (siehe Kasten auf S. 15).

Das heißt nicht, dass wir für alle Zeiten auf genussvolles Essen verzichten müssen. Ganz im Gegenteil, meinen die Mediziner: Essen soll Freude und Genuss sein. Allerdings sollten die Mengen reduziert und die Kunze-Formel **„Weniger vom Tier, mehr von der Pflanze“** (also täglich Gemüse und Obst, Vollkornprodukte, wenig Fett und Fleisch) beherzigt werden.

SO BERECHNEN SIE IHREN BODY MASS INDEX (BMI)

$$BMI = \frac{\textit{Körpergewicht in kg}}{\textit{Körpergröße in m x Körpergröße in m}}$$

Normalgewichtige haben Werte zwischen 18 und 25. Ein BMI über 30 bedeutet Fettsucht.
Wichtig! Niemals schnell abnehmen – im Idealfall durchschnittlich 1/2 Kilo pro Woche. Einseitige Diäten vermeiden!

Worauf die meisten vergessen ist **Trinken**: 1 1/2 Liter am Tag ist die unterste Grenze. Zwei Liter sind besser. Eigentlich kann es nie zuviel sein. Damit er nicht auf das Trinken vergisst stellt der eingangs erwähnte Hundertjährige jeden Tag sechs große Gläser Wasser auf eine leicht einsehbare Stellage und trinkt jede Stunde eines aus. Sie können sich aber auch angewöhnen, jedes Mal nach dem Wasser lassen, selbiges zu ersetzen.

WAS BEI DER ERNÄHRUNG ZU BEACHTEN IST

- Obst und Tomaten wenn möglich mit Schale essen
- Naturtrübe Säfte trinken
- Obst und Gemüse nicht zu lange lagern. Sie verlieren an Wirkstoffen
- Früchte nur in der jeweiligen Hauptsaison verzehren, da gibt es die meisten Inhaltsstoffe
- Beim Kochen von Gemüse das Kochwasser für Sauce verwenden, da hier die Wirkstoffe gelöst sind
- Auf Gemüse und Obstsorten achten. Die potentesten Inhaltsstoffe haben (in aufsteigender Reihenfolge): Aubergine, Mais, Zwiebeln, Grapefruit, Kiwi, Kirschen, Rüben, rote Weitrauben, Orangen, rote Paprika, Brokkoli, Alfalfa-Sprossen, Pflaumen, Himbeeren, Rosenkohl, Spinat, Grünkohl, Erdbeeren, Heidelbeeren, Rosinen und Dörrpflaumen.

Ohne Bewegung geht es nicht

Es ist leider eine traurige Tatsache, dass der Körper mit jedem Lebensjahrzehnt immer weniger Nahrungszufuhr braucht. Wer es sich dennoch in gewohnter Weise schmecken lässt, muss postwendend feststellen: Das Essen schlägt an.

Dies kann nur eines verhindern: Der Mensch muss sich mehr denn je bewegen. Stiegen steigen anstatt den Aufzug nehmen. Zu Fuß gehen anstatt mit dem Auto fahren. Bergwandern anstatt im Liegestuhl liegen.

Das In-Bewegung-Bleiben baut nicht nur Kalorien ab. Es hilft darüber hinaus auch, dem rasch voranschreitenden Muskelschwund (der sich wiederum in Körperfett niederschlägt) entgegenzuwirken und Krampfadern vorzubeugen.

Ein weiterer Effekt ist nicht weniger wichtig: Die in späteren Jahren immer häufigere Sturz- und Verletzungsgefahr wird wirkungsvoll gebremst und die Einlieferung in die Unfallstation samt Folgeerscheinungen vermieden.

Grundsätzlich gilt: Jedweder Sport, der ein Leben lang ausgeübt wurde, kann auch in fortgeschrittenen Jahren noch betrieben werden.

Ein mittlerweile nahezu 80jähriger Ex-Bundesrat reitet immer noch regelmäßig aus. Auf den Skihängen der österreichischen Alpen tummeln sich bereits dermaßen viele Senioren, dass in den meisten Gebieten die Ermäßigung für den Skipass abgeschafft wurde.

WAS DER ARZT SAGT

„Es ist nie zu spät Sport zu betreiben, denn die Trainierbarkeit des Organismus bleibt bis ins hohe Lebensalter erhalten.“

Univ.-Prof. Dr. **Norbert Bachl**, Sportmediziner

Umgekehrt sollte aber keiner, davor warnen Sportmediziner, der viele Jahre nichts getan hat, plötzlich zu joggen beginnen. Das kann zu Sehnenrissen, Herzinfarkt und noch Böserem führen. Lieber langsam anfangen und eine Mischung aus Ausdauertraining in einer altersgerechten Sportart und Muskeltraining (siehe Kasten) wählen. Und das regelmäßig an zwei bis drei Tagen pro Woche.

Wichtig daher: Vor einer bislang ungewohnten sportlichen Betätigung unbedingt den Sportarzt aufsuchen. Nur er kann überprüfen, wie viel Belastung dem Körper zumutbar ist.

ALTERSGERECHTE SPORTARTEN

- Spazieren gehen
- Langsam laufen
- Nordic Walking
- Schwimmen
- Radfahren (auch Zimmerfahrrad)
- Langlaufen
- Golf spielen
- Muskelaufbautraining (Krafttraining)
- Gymnastik
- Stretching
- Callanetics
- Osteoporoseturnen
- Beckenbodentraining
- Yoga
- Tai Chi
- Qi Gong

Sinnvollerweise wird das körperliche Training durch Aktivitäten, die dem Körper gut tun, wie beispielsweise Entspannungsübungen (Autogenes Training, muskuläre Entspannung) bzw. einen Saunagang ergänzt (vorher medizinisch abklären lassen).

Freilich sollten Sie bei der sportlichen Ertüchtigung nicht wahllos vorgehen. Für den optimalen Effekt ist nämlich zweierlei wichtig:

- Das **Ausdauer-** (oder aerobe) **Training**, bei dem Sie ins Schwitzen und das Herz ins Rasen kommt und
- Das reine **Muskeltraining,** bei dem Sie, mit oder ohne Gewichte, stehend, sitzend oder liegend, das Muskelkorsett gezielt stärken.

Nicht wenige haben sich für eine dritte Möglichkeit entschieden, die Körper und Seele gleichermaßen stärkt: das fernöstlichen Bewegungstraining, wie Yoga, Tai Chi oder Qi Gong. Die Übungen werden langsam und konzentriert ausgeführt. Dabei werden nicht nur Muskeln, Bänder, Sehnen und das Gleichgewicht gekräftigt, sondern auch die Psyche positiv beeinflusst.

Wer einmal in China war, weiß, warum die Menschen dort so ausgeglichen sind und dabei unheimlich alt werden: Morgens um sechs versammeln sie sich schon im Park und üben gemeinsam das „Schattenboxen“.

WAS BEI DER AUSWAHL EINER SPORTART ZU BEACHTEN IST

- Bewegung soll Spass machen
- sie soll regelmäßig erfolgen
- am besten im Freien
- wenn möglich in der Gruppe. Da ist man meist konsequenter
- Schmerzen und Überforderung vermeiden
- auch ein Fitnessstudio sollte im Alter kein Tabu sein

Warum ist Bewegung so wichtig?

Dafür gibt es eine ganze Reihe von Gründen. Denn eine regelmäßige körperliche Aktivität

- fördert die Herz- und Kreislauftätigkeit
- regt durch die bessere Durchblutung die Gehirnaktivität an
- senkt Blutdruck, Blutfette und Cholesterin
- verhindert Altersdiabetes
- reduziert das Übergewicht

- beeinflusst positiv die Verdauung
- stärkt das Immunsystem
- regt den gesamten Stoffwechsel an
- verbessert die Funktion von Herz und Lunge
- steigert die Leistungsfähigkeit
- erhöht die Widerstandskraft gegen Stress
- stimmt uns optimistisch und erhöht die Lebensfreude
- bringt depressive Stimmungen zum Verschwinden
- hilft gegen Einsamkeit

Überzeugt? Dann sollten Sie sich schnell in ihrem Bezirk oder Freundeskreis nach einschlägigen Angeboten erkundigen.

Bleiben noch zwei wichtige Punkte: Rauchen und Alkohol.

Einen hören Raucher nicht gerne:

Mit dem Rauchen aufhören

Es ist leider eine traurige Tatsache: 90 Prozent aller Lungenkrebsfälle gehen auf das Rauchen zurück.

75 Prozent lassen sich aus einer raucherbedingten Bronchitis und COPD ableiten.

30 bis 40 Prozent aller Herz- Kreislauferkrankungen sind eine Folge des Rauchens.

Ganz neu und von Frauenärzten bestätigt: Frauen, die rauchen, kommen früher, bisweilen schon mit Ende 30, in den Wechsel.

Und wie steht's mit dem Alkoholkonsum?

Es hört sich nicht schlecht an, wenn ein Arzt sagt, dass ein Viertel Wein am Tag gut für Herz und Kreislauf ist. Andererseits können selbst Genusstrinker nicht immer eine Grenze ziehen.

Nicht jeder schafft es, wie die britische Queen Mum, mit einer täglichen Zufuhr von Gin Tonic den 102. Geburtstag zu erleben. Sie erinnern sich doch sicher noch, wie der dem Alkohol verfallene Entertainer Harald Juhnke total verwirrt in einer psychiatrischen Klinik endete.

WIE SIE SICH DAS RAUCHEN ABGEWÖHNEN

Das geht freilich nicht von heute auf morgen. Aber mit der richtigen Planung funktioniert es:

- Suchen Sie ärztliche Beratung
- Wählen Sie eine stressfreie Zeit für den Ausstieg
- Machen Sie viel Bewegung (Aerobes Training)
- Trinken Sie viel (keinen Alkohol)
- Probieren Sie die in Apotheken angebotenen Raucherentwöhnungs-(Nikotinersatz)mittel; wie die (verschreibungspflichtige) Pille gegen das Rauchen, das Nikotinpflaster, den Nikotin-Kaugummi, den Nikotin-Nasenspray
- Suchen Sie Hilfe bei einem Psychologen oder Psychotherapeuten
- Versuchen Sie es mit Hypnose oder Akupunktur
- Belohnen Sie sich für jeden Erfolg!

Wichtig: das Umfeld (Familie und Freunde) muss Sie mental unterstützen.

ANZEICHEN FÜR EINE ABHÄNGIGKEIT VON ALKOHOL

- Regelmäßiger Alkoholkonsum
- Veränderung der Trinkgewohnheiten (Wechsel von Bier oder Wein zu hochprozentigem Alkohol; Trinken am Morgen oder Vormittag)
- Persönlichkeitsveränderungen und Verhaltensänderungen wie Aggressivität, Depressivität, Reizbarkeit, unkontrollierte Zorn- und Gewaltausbrüche
- Häufige Beteuerungen anderen und sich selbst gegenüber, mit dem Trinken aufzuhören
- Heimliches Trinken und Aufbewahren der Flaschen bzw. Schaffung eines Vorrates
- Nachlassen der Körperpflege und Kleiderhygiene
- Vernachlässigung der Ernährung

Die Auswirkungen auf das Gehirn sind nicht das einzig Negative am übermäßigen Alkoholgenuss. Auch andere Organe, wie Leber und Bauchspeicheldrüse können ernsthaft in Mitleidenschaft gezogen werden.

Was nicht allgemein bekannt ist: Alkohol ist ein „Kalziumräuber“, was besonders osteoporosegefährdete Menschen beachten sollten.

Wichtig: Wenn einer der im Kasten angegebenen Punkte auf Sie zutrifft, sollten Sie unbedingt Ihren Hausarzt aufsuchen.

Noch nicht überzeugt, wie Rauchen und Alkohol Ihr Leben verkürzen können? Dann beantworten Sie doch die nachfolgenden 20 Testfragen, die Ihnen eine Berechnung der eigenen Lebenserwartung ermöglichen:

BERECHNUNG DER PERSÖNLICHEN LEBENSERWARTUNG*

Wie alt werde ich?

Wer erfahren möchte, ob er ein biblisches Alter erreicht, sollte die nachfolgenden Fragen gewissenhaft beantworten. Beginnend mit der Zahl **76** wird addiert bzw. subtrahiert

1. Wenn Sie zwischen 30 und 50 sind, addieren Sie 2 Punkte. Zwischen 51 und 70, addieren Sie 4 Punkte.
2. Sind Sie eine Frau (+4) oder ein Mann? (-2)
3. Leben Sie in einer Großstadt (-2) oder in einer Stadt unter 10.000 Einwohner/innen? (+2).
4. Ein Großelternteil wurde 85 Jahre alt (+2) oder alle Großeltern wurden mindestens 80 Jahre alt (+6)
5. Ein Elternteil starb vor dem Alter von 50 Jahren an einer kardiovaskulären Erkrankung oder einem Schlaganfall (-4)
6. Eine Schwester oder ein Elternteil unter 50 Jahren hat Krebs oder eine Herzerkrankung oder Diabetes seit der Kindheit (-3)
7. Liegt Ihr Einkommen über 40.000 Euro? (-2)
8. Haben Sie einen Universitätsabschluss (+1) oder einen Doktortitel? (+2)
9. Sind Sie über 65 und noch berufstätig? (+3)

10. Leben Sie mit einem Partner/in oder einem Freund/in? (+5)
11. Leben Sie allein (-3) und ziehen Sie weitere 3 Punkte für jede Dekade ab, in der Sie seit dem Alter von 25 Jahren allein gelebt haben.
12. Gehen Sie einer sitzenden (-3) oder einer physisch fordernden Tätigkeit nach? (+2)
13. Betreiben Sie fünfmal die Woche für mindestens 30 Minuten Sport (+4) oder betätigen Sie sich für mindestens zwei- bis dreimal pro Woche sportlich? (+2)
14. Schlafen Sie täglich mehr als 10 Stunden? (-4)
15. Sind Sie entspannt (+3) oder gestresst (-3), glücklich (+1) oder unglücklich? (-1)
16. Haben Sie im vergangenen Jahr ein Strafmandat wegen Schnellfahrens bekommen? (-1)
17. Trinken Sie täglich Alkohol in einer Menge von mindestens einem Glas Wein? (-1)
18. Rauchen Sie mehr als zwei Packungen Zigaretten pro Tag (-8), ein bis zwei Packungen (-6) oder 1/2 bis eine Packung am Tag? (-3)
19. Haben Sie mehr als 25 kg Übergewicht (-8), 15 bis 24 kg (-4) oder 5 bis 13 kg? (-2)
20. Wenn Sie über 40 Jahre alt sind, gehen Sie jährlich zu Ihrem Check-up oder, wenn Sie eine Frau sind, zum Gynäkologen? (+2)

Ihre berechnete Lebenserwartung beträgt: ....

* How long will you live? (Nature? Vol. 429, S. Nermoto, T. Finkl)

2 Vergesslichkeit ist nicht gleich Alzheimer

Wie sich das Gehirn und seine Leistung mit den Jahren verändert – Vergesslichkeit ist ganz normal – Methoden zur Leistungssteigerung – Gehirnjogging – Ist die Angst vor Demenz und Alzheimer begründet? – Früherkennung ist besser als Verdrängung

„Hilfe, ich bin vergesslich" heisst es, wenn wieder einmal die Brille verlegt oder ein Name vergessen wurde. Der Hintergedanke lautet dann stets: Alzheimer lässt grüssen.

Für eine Alterspsychiaterin, wie Primaria Dr. Marion Kalousek, ist das in der zweiten Lebenshälfte ganz normal: „Die Hirnfunktionen verlangsamen sich und wir brauchen länger, um Informationen aufzunehmen".

Zwei Dinge passieren:

- Die Merkfähigkeit lässt nach
- Die Konzentration wird schwieriger

Die Aufnahme und Verarbeitung einer Information dauert länger als in jungen Jahren. Übermüdung und Unaufmerksamkeit tragen das ihrige dazu bei.

Kein Grund zur Besorgnis, denn diese altersbedingten Defizite können durch die Erfahrung, die ein reifer Mensch hat, sowie durch den Faktor Zeit spielend ausgeglichen werden.

Sie haben vergessen, wo Sie Ihre Schlüssel zuletzt hingelegt haben? Aus Erfahrung wissen Sie, dass es praktisch nur drei bis vier Plätze gibt, wo diese sein könnten. Also werden Sie alle diese Orte aufsuchen, bis Sie fündig geworden sind. Das kostet Zeit.

Etwa zehn Prozent aller 60- bis 70jährigen bemerken eine leichte Vergesslichkeit, die sich aber im zunehmenden Alter nicht mehr verstärkt. Erst wenn sich – wie bei 20 Prozent der Über-80jährigen – eine hochgradige Vergesslichkeit entwickelt, spricht der Fachmann von „Demenz". Solche Veränderungen im Gehirn bewirken Verhaltensstörungen und eine bisweilen dramatische Änderung der Persönlichkeit.

WAS DER PSYCHOLOGE SAGT

„Wer geistig und körperlich rastet, der rostet! Und das gilt ein Leben lang!"

Univ.-Prof. Dr. **Wolf D. Oswald**, Institut für Psychogerontologie, Universität Erlangen-Nürnberg

Aber auch das ist immer noch nicht Alzheimer und kann, früh erkannt, mit den richtigen Medikamenten in Schach gehalten werden.

Gut zu wissen: ein Nachlassen der Merkfähigkeit ist keine Erkrankung, sondern gehört zum ganz „normalen Altern". Durch gezieltes Konzentrations- und Gedächtnistraining („Gehirnjogging"), spezielle geistige Betätigung, aber auch durch Ausbrechen aus alten Gewohnheiten und Automatismen kann die Leistungsfähigkeit des Gehirns bis ins hohe Alter erhalten werden. Immerhin hat dieses Organ eine Reserve von 70 Prozent, die es zu mobilisieren gilt.

Was aber, wenn Sie sich Sorgen machen, ob bei Ihnen – oder bei einem lieben Angehörigen – nicht doch eine Krankheit hinter der altersbedingten Vergesslichkeit steckt?

Für diese Fälle hat Oberarzt Dr. Michael Rainer, Leiter der Memory – Clinic im Wiener SMZ-Ost, den nebenstehenden Test entworfen, mit dem Sie leicht selbst prüfen können, ob Ihre Vergesslichkeit noch im Bereich der Norm ist.

Eines steht jedenfalls fest: Wir sind bis ins höchste Alter lernfähig. Folgendes haben Wissenschafter herausgefunden:

- Neugierde ist das wichtigste Motiv, geistig aktiv zu bleiben
- Schöpferisches Gestalten kennt keine Altersgrenze, sondern sollte das ganze Leben begleiten
- Neue Inhalte lernen wir im Alter etwas langsamer. Aber unsere Lernstrategie können wir leicht so anpassen, dass wir aufnahmefähig bleiben
- Falsch ist die Ansicht, dass unser Gehirn (mit Ausnahme von schweren Erkrankungen) so abbaut, dass wir nicht mehr lernen können
- Der Stress der jungen Jahre lässt Fragen nach dem Sinn oft nebensächlich erscheinen. Die Zeit der Reife ist prädestiniert für die Beschäftigung mit derartigen Themen.

IST MEINE VERGESSLICHKEIT NORMAL?

Wenn Sie an Ihre früheren Jahre zurückdenken und mit Heute vergleichen, gibt es da große Unterschiede? Gibt es Schwierigkeiten beim

- Zurechtfinden in bisher vertrauter Umgebung?
- Erinnern an Dinge, die erst vor kurzem passiert sind?
- Wiederfinden persönlicher Gegenstände (Geldbörse, Schlüssel u.ä.)?
- Erinnern an Gesprächen?
- Einhalten von Verabredungen?
- Erinnern der Gesichter und Namen von Verwandten und Bekannten?
- Treffen von Entscheidungen?
- Ausüben gewohnter Tätigkeiten (Haushalt, Beruf u.ä.)?
- Alleine Geld- und Finanzgeschäfte erledigen (Bank, Money Management)?
- Telefonieren?

Müssen Sie mehr als 4 mal „Ja“ sagen?
Dann wenden Sie sich bitte an Ihren Arzt.

OA Dr. **Michael Rainer**, Memory-Clinic SMZ Ost

Es stimmt also nicht, wenn Altern mit dem Abbau geistiger Funktionsfähigkeit gleichgesetzt wird. Vielmehr ergibt sich die Frage:

Wie verändern sich die geistigen Leistungen im höheren Lebensalter?

Erstens müssen wir zur Kenntnis nehmen, dass Altern ein dynamischer Prozess mit vielen Veränderungen ist, die dauernd eine neue Anpassung erfordern.

Zweitens unterliegen gerade die geistigen Leistungen nicht einem generellen Leistungsabbau.

WISSEN SIE, WIE IHR GEHIRN FUNKTIONIERT?

Alles was im Gehirn gespeichert wird, muss zuerst von den Sinnesorganen (Augen, Ohren, Haut ...) aufgenommen und dann zwischengespeichert werden. Unwichtige Informationen gehen bereits hier verloren. Nur Wichtiges kommt in das **Neugedächtnis**, wo es bis zu einigen Tagen gespeichert werden kann. Aber auch dann ist es noch nicht fix. Nur was besonders wichtig ist oder wiederholt wird, kommt in das **Langzeitgedächtnis.**

Alles was dort gespeichert ist, bleibt wahrscheinlich für immer drin.

Was passiert im Alter?

Zuerst die schlechte Nachricht. Im Alter wird dieses Speichern schwieriger, die Neuaufnahme von Informationen fällt schwerer. Besonders wenn diese sehr differenziert sind oder eine rasche Umstellung benötigt wird. Davon ist besonders die Merkfähigkeit (**Neugedächtnis**) betroffen (**Speed-Funktionen**).

Jetzt die gute Nachricht! Alles was gut gespeichert ist bleibt auch im Alter erhalten, wenn keine Krankheit des Gehirns (Demenz) auftritt (**Power-Funktionen**).

Die im Alter oft erlebte Vergesslichkeit entsteht primär durch eine allgemeine Verlangsamung der Verarbeitung von Information. Dabei spielen aber auch Faktoren wie Aufmerksamkeit, Konzentrationsfähigkeit und die Flexibilität des Denkens eine wichtige Rolle. Dies bedeutet, dass ältere Menschen sich mehr anstrengen müssen, um Informationen wahrzunehmen und zu verarbeiten.

Anders verhält es sich mit bereits erworbenem Wissen. Das Altgedächtnis, gut trainierte Fähigkeiten und viele alltägliche Automatismen bleiben weitgehend erhalten. Das Gehirn ist bis ins hohe Lebensalter trainierbar und ermöglicht eine Kompensation von Defiziten in den anderen Bereichen.

Wie können wir unser Gedächtnis trainieren?

Das Gedächtnis ist zwar kein Muskel. Wer jedoch will, dass es bis ins hohe Alter gute Dienste leistet, muss es, genauso wie seinen Körper trainieren.

Schauspieler, die täglich neue Rollen lernen, können sich auch mit 90 noch auf ihr Gedächtnis verlassen. Der hundertjährige Heimbewohner rezidiert beim Spaziergang bewusst englische und deutsche Gedichte, damit er geistig in Schwung bleibt.

Mittlerweile gibt es ein reiches Angebot an Übungen, mit denen jeder bequem im Fauteuil sein Oberstübchen in Schuss halten kann.

Mit den nachfolgenden Übungsbeispielen können Sie Ihre Konzentrationsfähigkeit, die Beweglichkeit und die Logik des Denkens trainieren.

RECHENFÄHIGKEIT UND KONZENTRATION

Die folgenden Übungen sollen ihnen einen kleinen Einblick in Gedächtnistrainingsprogramme geben:

1. Suchen sie immer zwei neben einander stehende Zahlen heraus, deren Ziffernsumme 9 ergibt. z.B. 4+5

**18651364834565765424268722562747551875654572
378190913454**

2. Die Zahl 13 soll sich jeweils aus der Ziffernsumme von drei nebeneinanderstehenden Zahlen ergeben. z.B. 3+3+7

**52337154652135352297603607612177544453645993
64245432789631445914184653257989642568976433
5890431257809532436898152653753574524376**

3. Die Zahl 21 soll sich immer aus der Ziffernsumme von 4 nebeneinanderstehenden Zahlen ergeben.

**16343984576527538982265453434213589654467896
53235678997532086424579076535521243579289416
8927314790745313579974217632874096376327**

UMSTELLBARKEIT

Nennen Sie 2 Minuten lang möglichst rasch in abwechselnder Reihenfolge Tiere und Pflanzen, also:

Hund-Rose-Katze-Tulpe-...

LOGISCHES DENKEN*

Ziehen Sie in dieser Zahlenreihe von jeder Zahl 1 ab und lesen sie diese hintereinander:

2765498752765985286497265438754297452695642875923765487698473859

Also: 165.......

* Weitere Beispiele finden Sie bei Gatterer&Croy „Geistig fit ins Alter 2", Springer New York Wien 2004

Wer sich zum Gedächtnistraining entschließt, sollte die folgenden Punkte beachten:

- Üben Sie am besten täglich, möglichst zur gleichen Zeit und am gleichen Ort, wählen sie eine Tageszeit zu der Sie sich wohl fühlen und entspannt sind.
- Sorgen Sie für eine gute Beleuchtung, eine angenehme Sitzposition und eine ablenkungsfreie Umgebung (keine laute Musik oder laufender Fernseher im Hintergrund).
- Trainieren Sie auch manchmal in einer kleinen Gruppe mit Freunden oder Bekannten, das ist oft anregender und motivierender.
- Setzen Sie sich selbst nicht unter übermäßigen Zeit- oder Leistungsdruck. Die Übungen sollen Spaß machen und nicht zu einer Überforderung oder Belastung führen.
- Es sollen möglichst viele Grundfunktionen geübt werden; wie Aufmerksamkeit, Rechnen, Sprache, das logische Denken, die Umstellbarkeit etc.

- Sprechen Sie beim Üben mehrere Sinneskanäle an (sehen, hören, tasten).
- Versuchen Sie auch im Alltag ihre Konzentration und ihre Merkfähigkeit zu üben und zu verbessern. Schreiben Sie sich nicht alles auf bzw. versuchen Sie es vor dem Nachschauen frei zu erinnern.
- Beachten Sie auch, dass eine falsche Ernährung und verminderte Flüssigkeitsaufnahme, aber auch beeinträchtigtes Seh- oder Hörvermögen, sowie die Einnahme von bestimmten Medikamenten Ihre Konzentrations- und Lernfähigkeit negativ beeinflussen können.
- Seien Sie offen für Neues und Ungewohntes.
- Versuchen Sie auch neue Medien wie etwa den Computer oder das Internet.
- Geben Sie auch bei schwierigen Aufgaben nicht sofort auf.

Ist die Prävention von Demenzerkrankungen möglich?

Wenn ältere Menschen gefragt werden, wie sie sich den Lebensabend wünschen, so antworten diese in der Regel: „Die geistigen Fähigkeiten bewahren."

Leider ist die Wissenschaft noch nicht so weit, dass dieser Wunsch für alle in Erfüllung geht. Wir wissen zwar heute, dass es einige Faktoren gibt, die eine Entstehung der Demenz beeinflussen können. Wir wissen jedoch nicht, wie diese verhindert werden kann.

Ein gut situiertes und unternehmungslustiges Ehepaar musste sein Leben radikal umstellen, als dem Mann auffiel, dass die immer lebhafte, witzige Ehefrau plötzlich teilnahmslos in die Gegend starrte. Sie wollte auch nicht mehr aufstehen, einkaufen gehen, kurz, es war ihr alles egal.

Diagnose: Demenz.

Therapie: Ein Cocktail aus unzähligen Pillen, die gewissenhaft zu bestimmten Tageszeiten verabreicht werden müssen. Damit wurde erreicht, dass die Frau wieder lächelte, zeitweise einer Konversation folgen und sogar den Mann auf kleinen Reisen begleiten konnte.

Was tat der Mann? Er wusste, dass seine Frau ohne Aufsicht nicht mehr leben konnte und er ihre bisherigen Aufgaben würde übernehmen müssen. In dieser Situation löste er die 250-Quadratmeter Wohnung auf, verschenkte Mobiliar und Augarten-Porzellan und zog mit seiner Gattin in eine Seniorenresidenz, wo rund um die Uhr Hilfe in der Nähe war.

Die **Ursachen** für eine **dementielle Erkrankung** sind vielfältig. Sie reichen von organischen Krankheiten, externen Einflüssen bis zu Defiziten, die durch den Lebensstil ausgelöst werden können.

Die meisten Risikofaktoren kennen Sie schon aus dem vorangegangenen Kapitel. Sie gelten auch für die Reduzierung des Demenzrisikos:

- **Hauptrisiko Rauchen.** Parallel zu den Herz-Kreislauferkrankungen kann auch eine vaskuläre Demenz entstehen. Kleine Äderchen platzen, das Gehirn stirbt langsam ab.
- **Langjähriger Alkoholkonsum** ist ein Risikofaktor für die Entwicklung einer alkoholischen Demenz. Das Risiko steigt mit zunehmender Trinkmenge.
- **Bluthochdruck** ist der bedeutsamste kardiovaskuläre Risikofaktor und kann damit Auslöser einer vaskulären Demenz sein.
- **Altersdiabetes.** In neueren Studien wird ein relatives Überwiegen der vaskulären Demenzen unter Diabetikern berichtet, es zeigt sich jedoch auch für die Alzheimer-Demenz eine gewisse Risikoerhöhung.
- **Cholesterin.** Bei hohem Fettanteil der Nahrung sowie bei vermehrter Aufnahme von gesättigten Fetten erhöhte sich das Risiko für eine Demenz. Mehrfach ungesättigte Fettsäuren (Fisch) hingegen reduzieren das Demenzrisiko, insbesondere das einer Alzheimer-Demenz.
- **Freie Radikale** werden als ein biologischer Faktor des Alterns und somit als ein möglicher Auslöser der Alzheimerschen Demenz diskutiert.

Was Sie unbedingt wissen sollten: **Gedächtnisstörung** und **Alzheimer** sind nicht dasselbe.

Den Unterschied erklärt der Neurologe Univ. Prof. Dr. Peter Dal-Bianco mit einem einfachen Beispiel: „Wenn ich mir nicht merke, wo ich die Schlüssel hingelegt habe, so ist das Vergesslichkeit. Erst wenn ich mich frage, was ich mit den Schlüsseln tun soll – dann ist es Alzheimer."

Auch wenn der Volksmund hinter jeder Vergesslichkeit Alzheimer vermutet, so besteht doch ein großer Unterschied: Leichte Vergesslichkeit ist ein Alterssymptom. Erst wenn sich wie bei 20 Prozent der Über-80jährigen eine hochgradige Vergesslichkeit entwickelt, spricht der Fachmann von **Demenz.** Diese schreitet in der Regel langsam voran und führt zu Verhaltensstörungen und einer Änderung der Persönlichkeit. Die schlimmste Form ist die **Alzheimer-Demenz.** Sie zerstört einen Menschen mit klarem Bewusstsein in seiner Persönlichkeit.

Erinnern Sie sich noch an den bewegenden Abschiedsbrief, mit dem sich der ehemalige US-Präsident Ronald Reagan von seinen Landsleuten verabschiedete: *„Ich beginne eine Reise, die mich in den Sonnenuntergang führt."* Damit zog er sich aus der Öffentlichkeit zurück und überließ sich dem Schicksal der Alzheimer-Krankheit.

Die Diagnose der Alzheimer-Demenz ist nicht leicht. Es müssen zuerst alle anderen möglichen Formen von Hirnleistungsstörungen ausgeschlossen werden. Frühzeitig erkannt, kann der Krankheitsverlauf zumindest verlangsamt werden.

WAS DER ARZT SAGT

> *„Die Alzheimer-Demenz kann nicht geheilt werden. Im Frühstadium erkannt, können jedoch Jahre an Lebensqualität gewonnen und der Beginn der Zerstörung um fünf Jahre hinausgeschoben werden."*
>
> Univ.-Prof. Dr. **Peter Dal-Bianco**

Diese Frühsymptome sollten nicht auf die leichte Schulter genommen werden:

- Vergesslichkeit („Was wollte ich eigentlich hier einkaufen?")
- Orientierungsprobleme (Ort, Zeit)
- Schwierigkeiten, Gelesenes zu behalten
- Probleme bei Alltagsverrichtungen (Kleiderwahl, Bankgeschäfte)
- Verarmung der Sprache

Die gute Nachricht: Studien haben ergeben, dass geistig rege und körperlich aktive Personen weniger anfällig für Demenz sind, später Symptome zeigen und dem Krankheitsprozess länger widerstehen können.

3 Mann und Frau sein

Liebe und Sexualität in reifen Jahren – „Johannistrieb“ und verschwiegene Lust – Hormonersatztherapie – ja oder nein? – Auch Männer kommen in den Wechsel – Sexualität im Alter

Florence und Percy Arrowsmith waren zuletzt zusammen 205 Jahre alt. Sie lebten in England und sind das einzige Paar auf der Welt, von dem man weiß, dass es 80 Jahre lang glücklich verheiratet war.

Das Geheimnis ihres glücklichen Zusammenlebens haben sie Fernsehjournalisten anvertraut: „Nie im Streit ins Bett gehen“. Und: „Immer zärtlich zueinander sein“.

Wenn Beziehungen heute oft noch nach 30 Jahren auseinandergehen, so hat das einen guten Grund: Viele Menschen ahnen nicht, was in der zweiten Lebenshälfte – manche nennen es auch den „dritten Lebensabschnitt“ – auf sie zukommt. Wenn die Kinder aus dem Haus sind, der Berufsalltag wegfällt und die Freiheit, endlich das zu tun, was man will, grenzenlos ist.

Es liegt auf der Hand: Eine dermaßen fundamentale Lebensumstellung kann nicht ohne Probleme vor sich gehen. Denn jeder hat naturgemäß eine andere Vorstellung, wie er sich dieses neue Leben einrichten möchte. Und anstatt miteinander darüber zu sprechen, steuert jeder Partner womöglich in eine andere Richtung, was dann gar nicht so selten vor dem Scheidungsrichter endet.

Eine sichtlich aus dem Gleichgewicht gebrachte Hausfrau, die sich jahrelang darauf gefreut hatte, in der Pension ihren Mann endlich für sich allein zu haben, klagte einmal in einer Damenrunde: „Anstatt mir bei der Küchenarbeit zu helfen, will er immer nur Sex“.

Spätestens zu diesem Zeitpunkt hätten die beiden ein Gespräch mit einem Lebensberater oder Sexualtherapeuten führen sollen, der ihnen hilft, die wechselseitigen Wünsche zu verstehen:

- **ER** lebt ohne den jahrzehntelangen Druck des Berufslebens und kann den ureigenen Drang nach Sex endlich befriedigen – was für einen Mann „in den besten Jahren“ ungemein wichtig ist. ER möchte dies sogar mit der eigenen Frau tun, die endlich nicht mehr schwanger werden kann. ER wünscht sich Verständnis für seine Situation, besonders, wenn er mit der Abgabe einer berufsbedingten Position einen „Machtverlust“ hat hinnehmen müssen.

- **SIE** befindet sich in der Regel im Wechsel. Die körperlichen Veränderungen und Stimmungsschwankungen brechen wie ein Schwall über sie herein. SIE hat gerade erst die Kinder „verloren“, leidet also unter dem „Empty Nest Syndrom“. SIE weiß, dass ihr Körper, objektiv gesehen, nicht mehr so begehrenswert ist wie er einmal war und versteht daher sein Begehren nicht. Und SIE sehnt sich am Ende der Fortpflanzungsperiode eher nach Wärme, Liebe und Verständnis als nach Sex.

Sie merken es selbst: Die Zwei haben grundverschiedene Ansichten über das Leben zu zweit. Wenn es nicht gelingt, Verständnis füreinander aufzubringen, dann geht der Mann unweigerlich, wie es so schön heißt, „fremd“. Er nimmt sich eine jüngere Partnerin, obwohl er den Lebensabend im Grunde seines Herzens lieber mit der gewohnten Angetrauten verbracht hätte. Das schafft rundum Leid, eine schwierige Situation mit Kindern und Freunden und nicht zuletzt mit der Aufteilung des gemeinsam geschaffenen Vermögens.

Die Forschung gibt dem Manne recht.

Eine Studie des österreichischen Alternsforschers Univ. Prof. Dr. Leopold Rosenmayr beweist, dass Männer im höheren Alter generell mehr Wert auf Sex legen als Frauen. So sagen 28 Prozent der Männer über 70, jedoch nur 10 Prozent der Frauen in diesem Alter, dass ihnen Sexualität „persönlich wichtig ist“. Selbst für 80jährige hat Sex in einer funktionierenden Partnerschaft immer noch einen hohen Stellenwert.

Die „Pfizer Global Study of Sexual Attitudes and Behaviors“, bei der nahezu 30.000 Personen aus 29 Ländern im Alter zwischen 40 und 80 Jahren interviewt wurden, ergab, dass 80 Prozent der Männer und 65 Prozent der Frauen im vergangenen Jahr Sex gehabt hatten.

„Bei einer früheren Lebenserwartung von 40 Jahren war die Sexualität jahrhundertelang auf die Fortpflanzung eingestellt“, so der Vorstand der Innsbrucker Universitätsklinik für Psychologie und Psychotherapie, Univ. Prof. Dr. Kurt Loewit: „Heute stehen soziale Bindungen und die partnerschaftliche Kommunikation im Vordergrund“. Und das bis ins hohe Alter.

Was daher im Volksmund als „Johannistrieb“ bezeichnet wird, ist lediglich das von der Natur des Mannes vorausbestimmte Verlangen nach Verständnis und dem „Miteinander eins sein“, gepaart mit dem Drang nach Selbstbestätigung, wenn die Kräfte schwinden. Die unter all diesen Voraussetzungen mehr denn je vorhandene Libido ist normal und eigentlich ein Zeichen der Wertschätzung für die eigene Frau. Egal, ob es gerade etwas im Haus zum Putzen gibt oder nicht.

Das Rezept „Zärtlich zueinander Sein“ des englischen Methusalem-Paares wäre freilich hier angebracht. Und eine gute Portion Aufklärung, was Sex in reifen Jahren betrifft – eine Zeit, die zufällig mit den unglaublichsten Veränderungen im Körper der Frau zusammenfällt.

Wechseljahre der Frau

Viel wurde schon über die Frau im Wechsel geschrieben und unzählige gute Ratschläge gegeben, insbesondere was Hitzewallungen und Schlafstörungen betrifft.

Schön und gut. Was aber, wenn die in der Literatur beschriebenen maximal zehn Jahre „Menopause“ endlich überstanden sind? Fast könnte man meinen, dass nachher paradiesische Zustände, so wie vor dem „Wechsel“, folgen.

Frauen jenseits der 60 wissen, dass dem nicht so ist. Genaugenommen wird der Kampf um die Lebensqualität nie mehr aufhören. Zumindest nicht vor der eigenen Kapitulation, was mit dem Eintritt ins Greisinnenalter gleichzusetzen ist. Es zahlt sich also aus, das Phänomen des alternden Körpers, der gerne seine Funktionen einstellen möchte, näher zu erforschen.

Da ist einmal die Tatsache, dass die Libido der Frau im Wechsel zusammen mit der Hormonproduktion bisweilen dramatisch abnimmt. Im Klartext: Die Schleimhäute – vor allem in der Scheide – trocknen aus. Haare und Nägel werden brüchig. Die Haut wird dünner und die Brust schlaffer.

Das gilt auch für den Beckenboden, der mit den Jahren so durchhängen kann, dass Inkontinenz einsetzt – was wiederum zur Abkapselung und zu Kommunikationsstörungen führt.

Ebenso schlimm: die Knochen werden brüchig. Oft wird der Knochenschwund (Osteoporose) erst dann bemerkt, wenn, wie Rotkreuzfahrer berichten, eine nicht mehr ganz junge aber flotte Skifahrerin auf der Piste stürzt und mit einem Wirbelbruch abtransportiert werden muss.

Was kann eine Frau gegen die Missbill des Alterns tun? Zweierlei:

- Vorsorgen (eventuell auch mit der richtigen Hormonersatztherapie)
- Gezieltes Muskeltraining betreiben. Das stärkt Beckenboden, Knochen und Sehnen.

Die Ratschläge über das Für und Wider einer **Hormonersatztherapie** sind mittlerweile unzählig, die Ergebnisse von Studien dermaßen verwirrend, dass so manche Frau auf die Einnahme von Östrogenen verzichtet.

Das hat seine Auswirkungen. Denn die mit der Hormonabnahme einhergehenden Schlafstörungen und Angstzustände führen dazu, dass Verschreibungen von Psychopharmaka an Frauen über 45 schlagartig um 300 (!) Prozent ansteigen.

Was soll also eine Frau tun, die sich Nacht für Nacht schlaflos im Bett herumwälzt, jeden Morgen schweissgebadet aufwacht und vom Herzrasen bis zur totalen Lustlosigkeit die Freude am Leben verliert?

Sie sollte vor allem einen Gynäkologen aufsuchen, der nicht wahllos Hormone verschreibt, sondern auf die ganz individuellen Bedürfnisse und Ängste der Frau eingeht und der vor allem vor jedweder Verschreibung einen Hormonstatus erstellen lässt.

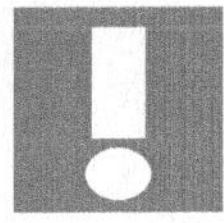

WAS DER ARZT SAGT

„Die Frau hat ein Recht auf Hormone, wenn sie diese benötigt. Doch kommt es auf die Dosierung an. Anzustreben ist die geringstmögliche Dosis, die zum persönlichen Wohlbefinden verhilft."

Univ.-Prof. DDr. **Johannes Huber**, Vorstand der klinischen Abteilung für gynäkologische Endokrinologie

Was unbedingt zur Sprache kommen sollte: Es gibt auch ein erhöhtes Krebsrisiko, dass bei einer familiären Veranlagung besonders hoch ist. Ein regelmäßiger Besuch des Frauenarztes in Halbjahresabständen ist daher Pflicht.

Die gute Nachricht: Bei der richtigen Dosierung verschwinden die Erscheinungen der Wechseljahre, die Haut wird glatter und das Risiko eines Herzinfarkts sinkt.

Es gibt allerdings **Alternativen** zur **Hormonersatztherapie**. Sowohl am Pharma- wie auch am pflanzlichen Sektor. Von Phytohormonen, wie etwa Rotklee, Traubensilberkerze, und Mönchspfeffer haben Sie vielleicht schon gehört. Die Inhaltsstoffe dieser Pflanzen wirken auf das hormonelle Gefüge ein und können auf diese Weise klimakterische Beschwerden lindern. (Siehe auch Kapitel Phytohormone)

HORMONSUBSTITUTION – DIE AUSWAHL IST GROSS

Für alle gilt: Wer noch eine Gebärmutter hat, muss zu den Östrogenen (Östradiol) auch Gestagene (Gelbkörperhormon) verabreicht bekommen.

Pillen haben den Vorteil, dass die Dosierung vorbestimmt ist. Wenn einmal die Einnahme vergessen wird, so ist das auch kein Problem wie bei der Antibaby-Pille.

Hormonpflaster werden auf die Haut aufgeklebt und geben beständig und leberfreundlich kleine Mengen an Hormonen ab.

Hormoncremes werden lokal aufgetragen und nach Bedarf dosiert. Sie müssen in der Regel von einem Gestagen-Präparat begleitet sein.

Hormongelzäpfchen

Hormonimplantate (Kristalle) werden unter die Haut gepflanzt und geben (immer schwächere) Hormonmengen an den Körper ab.

Zur Steigerung der Libido wird bisweilen das männliche Hormon **Testosteron**, sowie **DHEA** (Dehydroepiandrosteron) verordnet.

Wichtig: Jedwede Dosierung gehört in die Hand eines auf Hormone spezialisierten Frauenarztes!

Vielleicht gehören Sie zu den Glücklichen, die sich auch ohne Ersatzhormone wohl fühlen? Dann vergessen Sie den Hormonersatz. Umgekehrt sollten Sie sich nicht scheuen, um Rat zu fragen, wenn ein Medikament nicht entspricht oder starke Blutungen verursacht.

Nicht wie jene 80jährige, die erst auf Befragen des Arztes gestand, dass es ihr nach zwei Jahren noch genauso so schlecht ging wie vor Beginn der Behandlung. Hormonelle Zugaben sind eine höchst individuelle Angelegenheit, die oft erst nach Monaten zu optimalen Resultaten führt.

Ein funktionierender Hormonhaushalt ist nicht alles, was die Frau jenseits der 50 zu beachten hat. Mindestens ebenso wichtig ist das **Trainieren des PC-Muskels** (in der Fachsprache: Pubococcygeus-Muskel). Er ist in die Scheide eingebaut und hat zweierlei Funktionen:

- Er kontrolliert den Beckenboden, der ein Absenken der Gebärmutter und eine spätere Inkontinenz verhindert.
- Er erhöht das Lustempfinden beim Sex: weil er die Sexualorgane umschließt, insbesondere den nach seinem Entdecker Gräfenberg benannten G-Punkt an der Vorderseite der Scheide.

Wie kann der PC-Muskel gestärkt werden? Ganz einfach: indem Sie ihn immer wieder fest zusammen ziehen. So als ob Sie den Harn verhalten möchten. Am besten hundert Mal hintereinander. Beim Stehen, wenn Sie sich bei der Kassa anstellen müssen. Beim Sitzen im Auto, im Theater, oder am Schreibtisch.

Die Erfolgskontrolle machen Sie am besten auf der Toilette, wo es Ihnen gelingen muss, den Urinstrahl willentlich zu unterbrechen.

Wichtig: Viele Menschen haben die Angewohnheit, sich beim Sitzen auf der Toilette zu schnäuzen. Das ist ganz schlecht, weil es den PC-Muskel buchstäblich auseinander drückt und damit den Beckenboden durchhängen lässt.

Neuerdings gibt es im Drogerie-Supermarkt und in der Apotheke ein Gerät, das zweierlei Funktionen erfüllt. Es stärkt den Beckenboden und verhilft zu mehr Lustgefühl beim Sex.

Übrigens: Wenn Sie am Höhepunkt der Lust dennoch Flüssigkeit verlieren, dann müssen Sie noch lange nicht inkontinent sein. Was viele Urologen noch nicht begreifen: Auch die Frau hat eine, wenn auch verkümmerte, Prostata, die sich in höchster Erregung entleeren kann. Die ausgestoßene Flüssigkeit ist dann alles andere als Urin.

Auch Männer kommen in den Wechsel

Bis vor ein paar Jahren noch waren die Wechseljahre des Mannes kein Thema. Dann etablierte sich plötzlich der Begriff „Andropause". Das ärztliche Fach des „Andrologen" war geboren: Der Gynäkologe des Mannes.

Was macht er?

Er sorgt für das Wohlbefinden des Mannes, dessen Hormonproduktion, genauso wie bei der Frau, mit den Jahren zurück geht und damit vollautomatisch die gewohnte Lebensqualität beeinflusst.

Der Übergang ist freilich nicht so dramatisch und sichtbar wie beim weiblichen Geschlecht.

Etwa mit dem Beginn des fünften Lebensjahrzehnts muss der Mann eine Reihe von Veränderungen hinnehmen, die ihm zu schaffen machen: Die Nerven spielen nicht mehr so mit, die Muskeln bilden sich zurück, das Haar wird schütter, die Merkfähigkeit lässt nach. Hinzu kommen Schlafstörungen und Stimmungsschwankungen. Alles Anzeichen, die den tonangebenden Mann von einst – manche Frauen bezeichnen ihn auch als „Macho" – plötzlich an seinen Kräften zweifeln lassen. Spätestens dann, wenn die erektile Dysfunktion einsetzt. Oder im Klartext: Nichts geht mehr.

DER HORMONERSATZ BEIM MANN

Es wird davon ausgegangen, dass eine **Substitution** von **Testosteron**, dem männlichen Hormon, zwar möglich, aber nicht ratsam ist. Das Risiko, die schwindende Libido gegen Prostatakrebs auszutauschen, muss jeder selbst, zusammen mit dem Arzt, abwägen.

DHEA (Dehydroepiandrosteron), das bis zum 50. Lebensjahr um ein Drittel abnimmt, lässt sich dagegen leicht ersetzen. Es fördert das Wohlbefinden und schützt angeblich vor Herzinfarkt.

Melatonin, das die nächtliche Ruhepause der Organe und einen ruhigen Schlaf bis in die Morgenstunden garantiert. Aus diesem Grund wird es auch beim Wechsel der Zeitzonen (Jet-lag) gerne eingesetzt.

Zwar wird das männliche Hormon (Testosteron) viel länger als das weibliche (Östrogen) produziert, doch lassen andere Hormone weitaus früher nach, wie etwa das DHEA (Dehydroepiandrosteron), das u. a. für die Muskelbildung zuständig ist. Oder Melatonin, das für einen ruhigen Schlaf sorgt.

Dank immer neuer Studien wissen wir heute, dass in der Gruppe der 40jährigen bereits fünf Prozent an **Impotenz** leiden. Bei den 50jährigen sind es bereits zehn Prozent, was sich bei den 70-jährigen auf 15 Prozent steigert.

Was tun, wenn die Manneskraft ausgerechnet dann nachlässt, wenn sie mehr denn je gebraucht wird?

Auch hier kann auf vielerlei Art nachgeholfen werden:

- Pharmaka, im Volksmund bereits unter dem Pionier-Präparat „Viagra“ bekannt
- Phytohormone
- Penisring
- Vakuum-Pumpe
- Injektion in den Schwellkörper
- Psychotherapie

Gut zu wissen: Die Verwendung von Erektionshilfen, sowie die Einnahme von Viagra, Cialis & Co. machen nur dann Sinn, wenn der Mann eine intakte Libido hat. Ansonsten ist das reine Geldverschwendung.

Bei jeder der geschilderten Möglichkeiten gilt: vor der Eigenmedikation – womöglich durch Bestellung aus dem Internet – unbedingt einen Andrologen oder eine einschlägige Männer-Station aufsuchen.

Warum nicht einen Urologen? Die Vermutung liegt nahe, dass er in seinem Fach nie mit männlichen Hormonproblemen konfrontiert war und für Ihre Hormonbeschwerden nur ein müdes Lächeln hat. Der Androloge, der oft von der Gynäkologie her kommt, wird dagegen zuerst ihren Hormonstatus bestimmen und dann mit Ihnen beraten, wie das persönliche Wohlbefinden gesteigert und die Lebensqualität erhalten werden kann.

Das heißt aber nicht, dass Sie auf den Urologen verzichten sollten. Er ist immerhin die erste Adresse für Ihre Prostata. Im Idealfall ist er Urologe und Androloge zugleich. Das spart Zeit und führt schneller zu Resultaten.

WAS DER ARZT SAGT

> *„So wie die Frau einen Frauenarzt hat, sollte auch der Mann in regelmäßigen Abständen einen Männerarzt aufsuchen."*
>
> Prof. Dr. **Markus Metka**, Präsident der Society for the Aging Male „Androx"

Frauen sind von der Pubertät an gewohnt, regelmäßig den Gynäkologen aufzusuchen. Männer besuchen den Urologen nur, wenn sie Beschwerden haben. Daraus kann man leicht ableiten:

Männer sind Vorsorgemuffel

Nichts anderes hat die International Society for Men's Health & Gender (ISMH) festgestellt. „Männer gehen noch immer viel zu sorglos mit ihrer Gesundheit um", ist ISMH-Präsident, Univ. Prof. Dr. Siegfried Meryn, überzeugt.

Eines der am häufigsten vernachlässigten Organe ist die Prostata. Gleich nach dem Lungenkrebs gehört der Prostatakrebs zu den Spitzenreitern unter den Todesursachen.

Die schlechte Nachricht: Der Prostatakrebs nimmt rasant zu. Bei den 50jährigen erwischt es bereits fünf bis zehn Prozent. Bei den 70jährigen müssen 30 bis 40 Prozent mit dieser Krebsart rechnen.

Die gute Nachricht: Man(n) kann etwas dagegen tun. Einmal im Jahr zum Urologen gehen. Ein PSA-Test gibt über eine simple Blutabnahme Aufschluss darüber, ob Prostatakrebs vorliegen könnte.

In den meisten Fällen wird jedoch bei Männern jenseits der 50 eine Vergrößerung der Prostata festgestellt, was ausgesprochen lästig ist, wie der oftmalige Gang zur Toilette ahnen lässt. Dieses Leiden ist jedoch harmlos und behebbar.

Sexualität im Alter

Jahrhunderte übertriebener katholischer Erziehung haben ihre Spuren hinterlassen. Sex ohne eine nachfolgende Schwangerschaft galt als Sünde. Kein Wunder, dass Sexualität im Alter ein ausgesprochenes Tabu ist.

Davon können die heute Über-Sechzigjährigen ein Lied singen. Über Sex wurde in ihrer Jugend weder in der Schule noch im Elternhaus gesprochen. Die Angst vor einer Schwangerschaft war allgegenwärtig. Kein Wunder, dass Sexualität und Liebe vorwiegend mit „Jugend“ assoziiert und die sexuelle Aktivität älterer Menschen als peinlich empfunden wird.

Ein Umdenken ist allerdings in Sicht, wie der prominente Alternsforscher Univ. Prof. Dr. Leopold Rosenmayr, Vorstand des Ludwig Boltzmann Instituts für Altersforschung, herausgefunden hat. „Vergleicht man Umfragen aus den 70er Jahren mit solchen aus den 90ern, so ist ein Zuwachs an positiver Einstellung zur Sexualität zu bemerken. Auch sind die heute 70jährigen etwa so aktiv wie die 50jährigen vor 40 Jahren“.

Die von Sexualforschern immer wieder strapazierte Faustregel „Wer sexuell immer aktiv war, bleibt auch im Alter länger aktiv“, und umgekehrt stimmt nur begrenzt. Obwohl die Generation der heute 60- und 70jährigen ihren Sex in der Jugend kaum ausleben konnte, haben 85 Prozent der Männer und 66 Prozent der Frauen regelmäßig Sex. Bei den Über-80jährigen sind es immer noch 22 bzw. 10 Prozent.

Was können wir daraus schließen? Dass es sich im Alter um andere Formen der Sexualität handeln muss.

WAS DIE PSYCHOLOGIN SAGT

„Verschiedene Lebensabschnitte brauchen Verhaltensweisen, die den jeweiligen Bedürfnissen angepasst sind. Das Bedürfnis nach Zärtlichkeit trägt der Mensch ein Leben lang.“

Dr. **Gertraud Czerwenka-Wenkstetten**, Psychotherapeutin und klinische Psychologin

Gerade in späteren Jahren ist Zuwendung, Nähe und Geborgenheit lebensnotwendig. Zärtlichkeit mehr denn je gefragt. „Kuscheln“ wichtiger als Koitus.

WESENTLICHE FAKTOREN FÜR EIN ERFÜLLTES, INDIVIDUELLES SEXUALLEBEN IM ALTER

- Sexualität ist in jedem Alter normal.
- Regelmäßiger Geschlechtverkehr während des gesamten Lebens erhält die sexuelle Leistungsfähigkeit.
- Machen Sie sich keine Sorgen, wenn Sie bei zunehmendem Alter seltener wollen – es ist normal.
- Reden Sie mit ihrem Partner über ihre Gefühle und Bedürfnisse.
- Lernen Sie sowohl als Mann als auch als Frau mit altersbedingten Veränderungen umgehen (Potenz, trockene Scheide, Aussehen, Krankheiten).
- Schaffen Sie sich auch eine erotische Atmosphäre.
- Nehmen Sie sich Zeit füreinander.
- Enttabuisieren Sie Sexualität durch Gespräche, Zeitschriften, Bücher etc.
- Masturbation ist normal und harmlos.
- Probieren Sie Neues aus. Oft „stirbt“ Sexualität in einer „alternden Ehe“ durch Eintönigkeit.
- Nicht die Häufigkeit und Intensität und Ausgefallenheit beim Sex ist wichtig, sondern dass es für Sie als Paar passt.
- Sex soll Spaß machen und ist kein Leistungssport. Es darf also auch gelacht, gescherzt, experimentiert werden.
- Falls Sie Probleme haben, seien Sie nicht verlegen und suchen Sie professionelle Hilfe.

Anstatt wilder Verrenkungen wie in jungen Jahren werden freilich Positionen bevorzugt, die ein Streicheln und Kosen ermöglichen. Denn erst ein langes Vorspiel garantiert, dass der Geschlechtsverkehr nicht schmerzhaft empfunden wird und die im Alter immer trockenere Scheide der Frau auch genügend Zeit hat, feucht zu werden. Umgekehrt braucht auch der Mann entsprechend länger für die Erektion und er benötigt kleine Hilfsmittel, um die Penetrierung und damit die ganz tiefe Nähe auch fühlen zu können.

Glauben Sie nicht, dass Ihre Freunde nach 40, 50 Jahren Ehe keusch zusammenleben. Man redet halt nicht darüber, man schweigt, so wie man es aus jungen Jahren gewohnt ist. Es liegt jedoch auf der Hand, dass gerade in der Pension, wenn es keinen Berufsdruck und auch keine Kinder im Haus mehr gibt, die gelebte Zweisamkeit noch schöner sein kann als in jungen Jahren.

Die größte Freude, die ein seit 40 Jahren Verheirateter am Leben hat, ist Sex mit seiner Frau nach dem Aufwachen. Endlich kann er die Zweisamkeit genießen, ohne dass er, so wie in den Aktivjahren, aus dem Bett springen und ins Büro eilen muss.

Ein seit 50 Jahren verheiratetes Paar tut nichts lieber als an einen entlegenen See zu fahren und sich im Wasser, wo es niemand merkt, ganz tief ineinander zu kuscheln.

Die Amerikaner haben ein Sprichwort für den praktizierten Sex im Alter: „Use it or lose it". Oder auf gut Deutsch: „Trainieren oder verlieren". Das heißt nichts anderes als dass auch die Sexorgane, sollen sie funktionieren, so wie die Muskeln und das Gehirn geübt werden müssen.

Weibliche Leser haben es längst bemerkt und es kann nicht oft genug wiederholt werden:

Sex ist für einen Mann auch im Alter ungemein wichtig und wer die Partnerschaft bis ins hohe Alter erhalten möchte, sollte sich entsprechend darauf einstellen. Umgekehrt sollte auch der Mann bedenken, dass seine Partnerin Bedürfnisse hat, die es zu befriedigen gilt.

Und was tun, wenn es keinen Partner, keine Partnerin gibt? Auch dafür hat ein Gynäkologe sofort eine Antwort: Selbstbefriedigung. „So wie wir es in der Jugend praktiziert haben". Anders als in den Nachkriegsjahren gibt es jetzt eine große Auswahl an Vibratoren. Für die Natur ist es dasselbe: Hormone und Durchblutung werden angeregt, die Haut wird schöner und das Immunsystem gestärkt.

Zweite Möglichkeit: die Initiative ergreifen. Es gibt schließlich eine ganze Menge älterer Frauen, in der Regel Alleinstehende, die, wie sie der Buchautorin Renate Daimler gestanden, auch als 70jährige noch mit wesentlich jüngeren Partnern zur höchsten Lust gelangten.

4 „Ewige Jugend" – gibt es sie?

Jung durch Ernährung und Bewegung – Rauchen macht alt – Schlagwort Antiaging – Der Jugend nachhelfen – Kosmetik – Phytohormone und andere Nahrungsmittelergänzungen – Die gängigen Schönheitsoperationen

Das Fernsehen gaukelt es uns jeden Tag vor: Nur wer jung ist, sei schön und begehrenswert. Also wird alles getan, um Tränensäcke zu entfernen, Falten zu liften oder Fett abzusaugen.

Was nützt aber die glatteste Haut und ein Po wie Madonna, wenn die Gesichtszüge zur Unkenntlichkeit erstarrt sind und die Art zu gehen von hinten alles andere als jugendlich wirkt.

Nur wenigen ist es gegeben, die Gene eines Joopie Heesters zu haben, der auch im Alter von mehr als 100 Jahren noch ein Publikum hat. Weiß man aber, dass Gene sowieso nur 30 Prozent zur Lebenserwartung beitragen, dann kann man darangehen, das eigene Altern – oder dessen Auswirkungen – selbst in die Hand zu nehmen.

Um vier Dinge kommen wir medizinisch dabei nicht herum (und das kann nicht oft genug wiederholt werden):

- Die richtige Ernährung
- viel Bewegung
- Verzicht auf Rauchen und übermäßiger Alkoholgenuss
- ein stressfreies Leben

Es kommt nicht von ungefähr, dass eine 60jährige Wienerin aussieht wie höchstens 45. Sie ist glücklich verheiratet, eingebettet in eine Großfamilie mit zwei Söhnen und drei Enkeln, trinkt nur in Gesellschaft, kocht leidenschaftlich gern (natürlich nur mit Bio-Produkten) und betreibt regelmäßig Sport.

Jung durch Ernährung

„Sage mir, was du isst und ich sage dir, wer du bist", hat der französische Schriftsteller, Philosoph und Gourmet Jean Brillat-Savarin einmal gesagt.

Da ist etwas dran. Denn in unserer Wohlstandsgesellschaft führt der übermäßige Genuss von Fett und allem, was auf vier Beinen läuft, unweigerlich dazu, dass der Körper entsprechend reagiert: Fett und Schlacken setzen sich im Gewebe und in den Gelenken fest. Augen und Beine schwellen an. Die Flüssigkeit in den Lymphen wird nicht mehr abtransportiert. Gesicht und Körper nehmen alterstypische Formen an.

Es kann noch schlimmer kommen. Altersdiabetes, Gicht, Herz-, Kreislauferkrankungen und selbst Krebs zählen heute zu den ernährungsabhängigen Krankheiten.

Dagegen kann man natürlich eine Menge tun, solange man bereit ist, die Essgewohnheiten ein wenig umzustellen.

WAS BRINGT EINE KALORIENREDUKTION?

Sie bewirkt:

- eine Gewichtsabnahme
- eine Verminderung der freien Radikale in den Zellen
- eine Senkung des Glukose- und Insulinspiegels
- eine Vermeidung von Schäden an den Blutgefäßen

Vor knapp 70 Jahren konnte ein Forscher nachweisen, dass bei Ratten eine Kalorienreduktion um 30 Prozent, bei gleichzeitiger ausreichender Versorgung mit Mikronährstoffen und Vitaminen, eine Lebensverlängerung um bis zu einem Drittel bewirkte. Dabei waren die Tiere bis ins hohe Alter kerngesund.

Unzählig sind die Diäten, die immer vor der Badezeit in den Gazetten auftauchen und in der Regel nicht für den alternden Körper gedacht sind.

Es sind deshalb hier jene hervorzuheben, die einen anhaltenden Erfolg versprechen und dafür sorgen, dass der Mensch bekommt, was er braucht.

Wichtig: Stark Übergewichtige sollten diätische Programme stets unter ärztlicher Kontrolle durchführen.

Da ist einmal das **„Schlank ohne Diät“**-Programm, eine wissenschaftlich erprobte Methode zur Ernährungsumstellung, die im Wiener Universitätsinstitut für Sozialmedizin entwickelt wurde. Sie basiert auf zweierlei Erkenntnissen:

- Jeder Mensch hat, je nach Geschlecht, Alter, Körpergröße und Klima einen anderen Energiebedarf. Ein Zuviel an Nahrungsaufnahme führt unweigerlich zu einer Zunahme des Körpergewichts.
- Entscheidend ist, was auf den Teller kommt: Viel Obst und Gemüse (am besten rohes), täglich eine Salatportion, einmal am Tag ein Getreideprodukt (vorzugsweise Müsli oder Vollkornbrot) und täglich ein Milchprodukt, wie Milch, Yoghurt, Topfen oder Käse.

Grundsätzlich werden keine Speisen und Getränke ausdrücklich empfohlen oder verboten. Wer am „Schlank ohne Diät“ Programm teilnimmt, führt dafür Essensprotokolle, um das eigene Essverhalten kennen zu lernen und die Kalorienaufnahme zu kontrollieren.

Tröstlich zu wissen: Ein Zuviel an Kalorien kann durch entsprechende Bewegung ausgeglichen werden.

Und: 60 Prozent der Teilnehmerinnen am Programm können mit einer dauerhaften Gewichtsabnahme rechnen. Das Geheimnis: Sie haben gelernt, das eigene Essverhalten umzustellen.

Gar nicht soviel anders ist die **Glyxdiät**, bei der nicht auf das „Wieviel“ an Kalorienaufname, sondern auf das „Was“ geachtet werden muss.

Es gibt nämlich „gute“ und „böse“ Kalorien. Letztere sind solche, die den Blutzucker rapide ansteigen lassen. Um zu verhindern, dass das Blut daraufhin überzuckert wird, produziert der Körper Insulin, welches wiederum bewirkt, dass das Zuviel an Zucker in Fett umgewandelt und als solches in den Zellen deponiert wird.

Die „guten“ Kalorien dagegen, die nicht so schnell ins Blut übergehen, erwecken keinen Bedarf nach Insulin und es besteht somit kein zwangsläufiger Grund Fettzellen zu produzieren.

Was gut und was böse ist, darüber gibt der sogenannte glykämische Index Auskunft. Ein hoher Glyx-Wert ruft das Insulin auf den Plan, ein niedriger kommt ohne dieses Regulans aus. Anstatt bald wieder hungrig zu werden, tritt ein lang anhaltendes Sättigungsgefühl ein.

Ganz allgemein gilt: Rohkost hat einen niedrigen Index, Gekochtes einen höheren. Fett ist nach Möglichkeit überhaupt zu meiden, es sei denn in Form von Olivenöl. Frischkäse wiederum kann in rauen Mengen genossen werden. Vollkornbrot hat gleichfalls einen niedrigen Glyx-Wert, während eine schöne weiße Bäckersemmel oder gar ein Kipferl nicht ohne Insulinzufuhr auskommen. Zucker ist natürlich schlecht, während Honig zum Süßen als problemlos gilt. Woraus geschlossen werden darf, dass sogar Desserts erlaubt sind, solange auf Zucker verzichtet wird.

Obwohl Ernährungswissenschaftler immer noch gegen die Glyxdiät zu Felde ziehen, hat sich diese mittlerweile im steirischen Bad Waltersdorf und Hartberg unter der Bezeichnung „Glückskur" einen Namen gemacht. Nach einer Woche ist der Körper entgiftet und entsäuert und bei entsprechender Bewegung um zwei bis drei Kilo leichter. Dass sich da ein Glücksgefühl einstellen muss, noch dazu, wenn man sich um Jahre jünger fühlt, ist selbstverständlich.

WAS DER PHILOSOPH SAGT

„Iss nur Fleisch von Tieren, ohne Beine oder mit zwei Beinen."

Konfuzius (551–479 vor Christus)

Die Kur funktioniert nicht zuletzt deshalb so gut, weil auf die Ankurbelung eines trägen **Darms** – eine in späteren Jahren immer häufigere Erscheinung – besondere Rücksicht genommen wird. Durch die Beigabe von Flohsamenschalen, einer quellenden Substanz, ist die Verdauungstätigkeit angekurbelt und der Abtransport gesichert.

Flohsamenschalen kann sich übrigens jeder, genauso wie Leinsamen, Grauhirse und andere anregende Natursubstanzen, in Apotheken und Reformhäusern besorgen.

WIE FUNKTIONIERT DIE GLÜCKSKUR?

Das Prinzip ist ganz einfach: Kein Fleisch, kein Fisch, kein Alkohol. Viel Ballaststoffe. Alles Bio. Dazu jede Menge Tees, quasi für jedes Organ das passende Kraut – und natürlich quellfrisches Jungbrunnenwasser.

Damit die Entgiftung schneller geht, gibt es zu jeder Mahlzeit ein sogenanntes Latwerge-Müsli, das nach den Rezepten der Hl. Hildegard von Bingen gebraut ist, sowie zweimal am Tag Flohsamenschalen, die für Ballaststoffe und damit für eine schnellere Verdauung und Darmreinigung sorgt.

Das Essen richtet sich nach den Glyx-Werten von Obst und Gemüse, wobei besonderer Wert auf Rohkost gelegt wird. Schon beim Frühstück lacht das Herz, wenn es statt Wurst und Schinken herrlichen Bauernkäse von der Kuh und vom Schaf gibt. Und dazu Bio-Tomaten, Paprika, frische Beeren, Vollkornbrot und Müsli-Varianten. Beim Mittag- und Abendessen läuft die Küche dann bei den Gemüsevariationen zur Hochform auf.

Was bei der vitaminreichen Vollwertkost am meisten geschätzt wird: Selbst bei einer 800-Kalorien Diät tritt kein Hungergefühl auf. Und: Auf Desserts muss nicht verzichtet werden.

Ein reiches Bewegungsprogramm – von Aquagymnastik bis Nordic Walking – sorgt dafür, dass die wegschmelzenden Fettzellen dauerhaft verschwinden.

Gut zu wissen: Daheim kann ruhig wieder (nicht zu fettes) Fleisch gegessen werden, sofern sich Reis und Kartoffeln, Weißbrot und Mehlspeisen in Grenzen halten.

Besonders wichtig, aber nicht von jedem geschätzt: Der Knoblauch, der, egal ob roh oder unters Essen gemischt, eine ganze Menge zur Reparatur verstopfter Arterien beitragen kann.

Eine ähnliche Gewichtsabnahme lässt sich auch mit der **Trennkost** erzielen. Für Liebhaber der indischen Küche empfiehlt sich dagegen die schon seit tausenden Jahren erprobte **Ayurveda-Diät**, die ebenfalls weitgehend auf Fett verzichtet, dafür aber Huhn und weißen Fisch (keine Schalentiere) gestattet. Zusammen mit den entsprechenden Behandlungen sollte sie am besten in Sri Lanka oder Indien gebucht werden.

Wie man auch daheim genussvoll tafeln und dennoch nach den Jungbrunnen-Regeln leben kann, verrät Anti-Aging-Forscher Prof. Dr. Markus Metka in seinem *„Anti-Aging Gourmet Kochbuch"*. Gemeinsam mit dem Drei-Haubenkoch Thomas Walkensteiner vom Schlosshotel Fuschl entstand ein appetitanregendes, reich bebildertes Werk, das lehrreich und genussversprechend zugleich ist. Es beruht hauptsächlich auf der Basis, dass nur gegessen wird, was in der Pflanzenwelt vorkommt und maximal zwei Beine hat. Als Beilagen kommen selbstverständlich nur Anti-Aging-Pflanzen und ihre Hormone in Betracht – von der Ananas bis zur Zwiebel (siehe auch Phyto-Pharmaka auf Seite 55ff).

Das Rezept der Coco Chanel ist ein typisches Beispiel für Ingredienzien, die jung halten: Resveratrol im Rotwein (das übrigens beim Kochen nicht seine Wirkung verliert), Lycopene aus der Tomate und das (zweibeinige) Huhn als Fleischzugabe. Und wer das an und für sich uralte französische, auf Drei-Haubenniveau hochstilisierte, Rezept einmal ausprobiert hat, ist überzeugt: Es schmeckt köstlich (siehe Rezept auf Seite 50).

Der bekannte Wiener Hormonspezialist Univ.-Prof. DDr. Johannes Huber hat ein viel einfacheres Rezept, um die Jugend zurück zu holen: „Dinner Canceling". Sinngemäß übersetzt: Auf das Abendessen verzichten bzw. nach fünf Uhr nachmittags nichts mehr essen. Das führt dazu, dass der Körper eine lange Pause hat, in der er in aller Ruhe seine durch Umwelt und Lifestyle geschädigten Zellen reparieren kann.

Neueste Erkenntnisse: Diese mindestens 14-stündige Ruhepause kann auch so gewählt werden, dass auf das Frühstück verzichtet und einfach später gegessen, die erste Tagesmahlzeit also erst gegen Mittag eingenommen wird.

„Coq au vin rouge" – das Lieblingsrezept der Coco Chanel*

Junger Hahn in Rotwein.
Für 4 Personen:

1 1/2 ausgenommene Hühner
1 Flasche kräftiger Rotwein
1 frisches Lorbeerblatt
1 Zweig frischer Rosmarin
1 Zweig frisches Liebstöckel
1 kleiner Bund Petersilie
3 Wacholderbeeren
4 Karotten, geschält und in 1 cm breite Würfel geschnitten
2 gelbe Rüben, geschält und in 1 cm breite Würfel geschnitten
1 Stück Knollensellerie, geschält, in 1 cm breite Würfel geschnitten
1 Stück junger Knoblauch
20 Stück Perlzwiebeln
150 g Champignons
1 Bund Jungzwiebeln
3 EL Olivenöl
2 EL Tomatenmark
Weißer Pfeffer aus der Mühle
Meersalz

Die Hühnerbrüste von Knochen lösen und halbieren. Die abgetrennten Hühnerkeulen genau im Gelenk halbieren, je nach Belieben mit oder ohne Haut. Mit Rosmarin, geknicktem Lorbeerblatt, Liebstöckel, Wacholderbeeren, halbiertem jungen Knoblauch, Karotten, Knollensellerie, Gelben Rüben, Perlzwiebeln, einem Esslöffel Olivenöl, etwas Pfeffer und Rotwein marinieren und für mindestens 2-3 Stunden bei Zimmertemperatur stehen lassen.

Das Hühnerfleisch aus der Marinade nehmen, trocken tupfen und mit Meersalz würzen. Etwas Olivenöl in einer heißen Pfanne erhitzen und das Huhn auf allen Seiten kurz anbraten. Auf einen Teller legen. In der selben Pfanne die zuvor abgetropften Gemüsewürfel goldbraun anrösten. Tomatenmark mitrösten bis es eine braune Farbe hat. Mit der Rotweinmarinade aufgießen, mit den Kräutern aufkochen lassen und den Schaum abschöpfen. Fleisch dazugeben und dünsten lassen. Kurz bevor das Fleisch gar ist, die Jungzwiebeln, sowie diegeviertelten und kurz angebratenen Champignons dazugeben, abschmecken, eventuell mit Sago oder Maisstärke binden und mit gehackter Petersilie bestreuen.

Tipp des Meisterkochs: Das Hühnerfleisch nicht salzen, da es ansonsten trocken wird. Je länger das Huhn mariniert wird, desto saftiger und intensiver schmeckt es nach Rotwein und frischen Kräutern. Daher ist es sinnvoll, es bereits am Vortag zu marinieren und kühl zu lagern.

* „Anti-Aging Gourmet Kochbuch, Verlag Christian Brandstätter. ISBN 3-85498-328-X. Abdruck des Rezepts mit freundlicher Genehmigung von Thomas Walkensteiner

Was mit Bewegung zu erreichen ist

Die Segnungen einer sportlichen Betätigung wurden schon im ersten Kapitel erwähnt. Wenn diese auch noch hilft, die Jugend zurückzuholen, so ist das doppelt erfreulich. Wenn nämlich der Körper beweglich bleibt, so ist der Gang automatisch jugendlich-beschwingt und die Muskeln gestrafft – Resultate, die keine noch so gewissenhafte Massage erzielen kann.

„Ewig jung durch Bewegung" heißt ein Buch, das Arnold Schwarzenegger als Dank an seinen Ziehvater, den steirischen Ex-Bundesratspräsidenten Alfred Gerstl, herausgegeben hat. Der Inhalt ist freilich allen Senioren gewidmet, deren körperliche Fitness dem einstigen Muskelprotz schon seit langem ein Anliegen ist.

Arnie im O-Ton: „Um die Fitness unserer Senioren hat sich kein Mensch gekümmert. Altern war Schicksal und Leiden gehörte eben dazu! Das ist absoluter Nonsens! Heute weiß man, dass es gerade unsere älteren Mitmenschen sind, die von einem regelmäßigen und richtigen Training am meisten profitieren".

Dass die Übungen im Fitness-Institut ein wahrer Jungbrunnen sind, haben Messungen ergeben: 70jährige wiesen nach einiger Zeit die Werte von 50-, manchmal sogar 40jährigen auf.

Als Vorsitzender des Präsidentenrates für körperliche Fitness trat Schwarzenegger in Amerika eine veritable „Senioren-Fitnesslawine" los. Bei den „Senior Olympics" waren 36 Wettkämpfer sogar älter als 80 Jahre. Ein 99jähriger trat zum Kugelstoßen an.

Arnie's Buch versucht jedoch primär zu beweisen, dass auch Menschen mit typischen Alterskrankheiten. Bluthochdruck, Asthma oder Rheuma nicht auf Wandern, Radfahren und Gymnastik verzichten müssen, sondern lieber ihren Depressionen davon laufen sollten.

Was sonst noch in dem Buch steht, kann jeder nachmachen: Eine Mischung aus gezieltem Muskeltraining mit Kraftmaschinen, sowie einfachen Dehn- und Streckübungen, die leicht in den eigenen vier Wänden ausgeführt werden können.

Der österreichische „Rückenpapst" Univ. Prof. Dr. Hans Tilscher, der sich der konservativen Orthopädie verschrieben hat, sieht noch ein paar Gründe: „Bewegung fördert die Muskelfunktion, verbessert die Balance und regt die Blutzirkulation an".

WAS DER ARZT SAGT

„Sport ist einer der wichtigsten Faktoren für die Lebensqualität."

Univ.-Prof. Dr. **Hans Tilscher**, Vorstand des Ludwig Boltzmann Instituts für konservative Orthopädie

Die Befolgung aller guten Ratschläge zur Erhaltung der „ewigen Jugend" kann indes eine Leidenschaft zunichte machen: das **Rauchen**. Es verengt die Gefäße, was zu einer erhöhten Faltenbildung – der typischen „Papierhaut" – und dem durchblutungsbedingten grauen Aussehen führt.

Männer bekommen Erektionsschwierigkeiten. Für Frauen kommt es noch schlimmer: Sie kommen früher in den Wechsel mit allen seinen altersbedingten Folgen.

Anti-Aging

Jeder von uns wird jeden Tag um einen Tag älter. Daran lässt sich nichts ändern. Der Ausdruck „Anti-Aging" oder gegen das Alter ankämpfen, kann daher nur plakativ gemeint sein.

Dennoch kann heute einiges getan werden, um die Folgen des Alterns zumindest hinauszuschieben, wobei den sogenannten „Antioxidantien" oder „Radikalfängern" eine wichtige Bedeutung beigemessen wird.

Da sind einmal die **Vitamine** und **Spurenelemente**, die dafür sorgen, dass die „freien Radikale" die Zellen bis zum Krebs entarten lassen, keine Chance haben. Nebenbei stärken sie auch noch das Immunsystem.

Der Wiener Gynäkologe Univ. Prof. Dr. Wilfried Feichtinger, ein jugendlicher Mitfünfziger, schwört auf Vitamin C: Weil es den Fettabbau begünstigt, den Blutdruck reguliert, Herz und Kreislauf stärkt und vor dem grauen Star schützt. Als freier Radikalfänger soll Vitamin C in hohen Dosen Schutz vor Infektionen und sogar Krebs bieten.

Zwar ist dieses Vitamin, wie andere auch, in vielen Obst und Gemüsearten enthalten, doch kann eine Extra-Dosis nicht schaden, da ein Zuviel vom Körper ausgeschieden wird.

Gut zu wissen: Es müssen keine teuren Vitaminkapseln sein. Täglich 5 bis 10 Gramm Ascorbinsäure aus der Apotheke tun's auch.

Zwei weitere Radikalfänger sind für Feichtinger wahre Jungbrunnen:

- Vitamin E, das in Weizenkeimen und grünem Salat vorkommt und vor Krebs schützen soll
- Beta-Carotin, das erst in der Darmwand in Vitamin A umgewandelt wird. Es beugt der Alterskrankheit Atherosklerose und dem alterstypischen grauen Star vor. Vor dem Urlaub in sonnigen Breiten eingenommen, kann Beta-Carotin auch die lästige Sonnenallergie verhindern.

Natürlich spricht nichts dagegen, dass nervöse, immunschwache und durch Arthritis gequälte Personen Vitamin B zu sich nehmen. Am besten den ganzen Komplex (siehe Kasten).

Wer seine Knochenstärke erhalten und die im Alter gefürchtete **Osteoporose** vermeiden will, sollte auf Kalzium nicht vergessen. Am besten in der 1.000 mg Stärke und in Kombination mit Magnesium.

Wichtig für alle Vitamingaben: den Beipackzettel bzw. die Mengenangaben auf der Rückseite der Packung beachten. Wer zu schwache Präparate wählt, tut mit dem ausgegebenen Geld nicht seinem Körper, sondern ausschließlich der Erzeugerfirma etwas Gutes.

DIE BESTEN ANTI-AGING VITAMINE UND SPURENELEMENTE

- Vitamin C
- Vitamin E
- Beta-Carotin (Vorstufe des Vitamin A)
- Der gesamte Vitamin B-Komplex für ein stärkeres Nervensystem (Vitamine B1, B2, B3, auch unter Thiamin, Riboflavin und Niacin bekannt, Vitamin B6, B12)
- Kalzium (für starke Knochen)
- Magnesium (zum Transport des Kalziums, außerdem gut für die Kontrolle des Herzrhythmus)
- Das Spurenelement Selen (hat antioxydative Wirkung und hilft gegen den Angriff freier Radikaler), ebenso Kupfer und Zink
- Flavonoide (Farbstoffe in Pflanzen)

Feichtinger schwört auf noch etwas: „Das gute alte Aspirin“, das als Acetylsalicylsäure immerhin schon seit über hundert Jahren in Verwendung ist. Da Aspirin entzündungshemmend wirkt, kommt es vorwiegend als bewährtes Schmerz- und Rheumamittel zum Einsatz. Was sich erst langsam herumspricht: Aspirin verbessert bei einer täglichen Dosis von 50 bis 100 mg die Blutfließgeschwindigkeit und schützt so vor Herzinfarkt und Schlaganfall. Nach neuesten Untersuchungen beugt die vielseitige Substanz der Leberzirrhose und verschiedenen Krebsarten vor.

Vorsicht ist jedoch angezeigt: Bei empfindlichen Personen kann es zu Magenblutungen kommen.

Immer mehr in aller Munde kommen die sogenannten **„Nahrungsergänzungsmittel“.** Das sind jene Substanzen, zu denen der Apotheker dann rät, wenn der Grund der Beschwerden abgeklärt und trotz Medikamentengabe keine Besserung in Sicht ist.

Man mag unterschiedlicher Meinung sein – und viele sind es – ob es wohl etwas bringt, wenn man (in der Regel um die € 35 pro Packung) für etwas bezahlt, das in unseren, selbst im Supermarkt gekauften, Lebensmitteln sowieso drin ist. Wie etwa zusätzliche Vitamine, Mineralien, Spurenelemente. Oder aber für nicht wirklich nachweisbare Substanzen, wie etwa „rechtgedrehtes“ Wasser, „Rechtsregulat“ und anderes mehr.

Aber: Es gilt hierbei folgendes zu bedenken:

- Der alternde Körper nimmt Nährstoffe nicht mehr so gut auf wie in jungen Jahren.
- Gerade bei Kalorienreduktion ist darauf zu achten, dass alle Mikronährstoffe (Vitamine, Mineralstoffe, Spurenelemente) in ausreichender Menge aufgenommen werden.
- Bei Belastungen kann es leicht zur Unterversorgung kommen.
- Gewisse Stoffe, wie etwa Folsäure, Vitamin E und auch C, aber auch Spurenelemente nehmen viele Menschen zu wenig über die Nahrung zu sich.
- Der Glaube an die Wirkung hat noch niemanden geschadet, mobilisiert er doch die körpereigenen Heilungskräfte.

Hormonspezialisten, die sich wie Prof. Metka dem Anti-Aging verschrieben haben, setzen auf Verjüngungsmittel aus der Pflanzenwelt. In seinem jüngsten Buch *„Die Phytohormon-Revolution“* hat er, gemeinsam mit dem Komplementärmediziner Prof. Dr. Leo Auerbach die neuesten Erkenntnisse gesammelt, wie das Alter hinausgeschoben und die Lebensqualität erhalten werden kann.

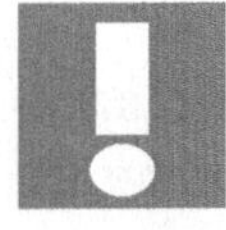

WAS DER ARZT SAGT

> *„Phytohormone sind das beste Anti-Aging-Mittel, das auch schon in jungen Jahren genommen werden kann."*
>
> Prof. Dr. **Markus Metka**, Präsident der Österreichischen Anti-Aging Gesellschaft

Phytopharmaka (Phyto = Pflanze) sind schon seit tausenden Jahren bekannt. Das erste Heilkräuterbuch entstand 3.000 Jahre vor Christus, doch hat sich die Lehre, dass Blätter, Blüten und Früchte von Pflanzen heilkräftige Wirkung haben, erst im letzten Jahrhundert zu einer Wissenschaft entwickelt:

Seit noch nicht allzu langer Zeit steht fest, dass viele, bislang unbeachtete, Pflanzen Eigenschaften besitzen, die Hormone ersetzen, die Gesundheit fördern und sogar das Leben verlängern können.

Wussten Sie, warum die Japanerinnen kaum Beschwerden in den Wechseljahren haben und äußerst selten an Brust- und Gebärmutterkrebs erkranken?

Sie essen Tofu und nehmen damit Unmengen von Soja zu sich. Selbst wenn Ihnen die japanische Diät nicht liegt, können Sie dieselben Phytohormone zu sich nehmen. Im Rotklee befindet sich sogar die höchste Konzentration an sogenannten **Isoflavonen.**

Ist es nicht angenehm zu hören, dass eine Französin nur deshalb 122 Jahre alt wurde, weil sie jeden Tag ein Glas Rotwein trank?

Des Rätsels Lösung ist wissenschaftlich fundiert: In den Beerenschalen, den weißen wie den roten, befindet sich das Anti-Aging Phytohormon **Resveratrol**. Wenn vermehrt davon im Rotwein vorhanden ist, so liegt das daran, dass die wichtigen Pflanzenstoffe erst durch die Fasslagerung in den Wein gelangen – was beim Rotwein länger der Fall ist. Chilenischer Rotwein ist, dank der klimatischen Bedingungen, besonders reich an Resveratrol.

Rioja wächst unter ähnlichen Bedingungen. Kammersänger Heinz Zednik hat noch eine Wirkung entdeckt. Anstatt des Abendessens genießt er eine Flasche des edlen Spaniers: „So kann ich leicht auf das Abendessen verzichten“.

Wissenschafter geben ihm recht. Das im Rotwein enthaltene Pflanzenhormon täuscht dem Körper eine Kalorienrestriktion vor und versetzt die Zellen in eine Art Winterschlaf. Die logische Folge: Das Altern kann verzögert werden.

DIE WICHTIGSTEN ANTI-AGING SUBSTANZEN

- **Isoflavone**: Sie sind die pflanzlichen Östrogene und bewirken genau dasselbe für Frauen in den Wechseljahren.
- **Lycopen:** Diese in der Tomate enthaltene Substanz ist ein hochpotentes Antioxydativum, das vor der schädlichen Wirkung der freien Radikalen schützt und daher als besonders effektive Prophylaxe für Krebs- und Herz/Kreislauferkrankungen gilt.
- **Resveratrol:** Der in der Weintraubenschale in hoher Konzentration vorkommende Wirkstoff schützt die Gefäße vor Verkalkung, kann das Wachstum von Krebszellen verlangsamen und den Cholesterinspiegel senken.
- **Polyphenol:** Diese Substanz ist besonders im kaltgepressten Olivenöl vorhanden und bürgt dafür, dass der reichliche Konsum desselben den Cholesteringehalt im Blut, zusammen mit dem Blutdruck senkt, sowie vor geistigem Abbau schützt.

Das in den Trauben enthaltene *Resveratrol* kann aber noch eine ganze Menge mehr: Es senkt entscheidend das Herzinfarktrisiko, verlangsamt das Wachstum von Krebszellen, senkt den Cholesterinspiegel, vermindert das Risiko altersbedingter Augenerkrankungen und beugt sogar gegen Alzheimer vor.

Diese vorzüglichen Eigenschaften hat jedenfalls das *American College of Cardiology* herausgefunden und die WHO (*World Health Organisation*) hat sich dieser Meinung mittlerweile angeschlossen. Sie empfiehlt für Frauen ein bis zwei Achtel und für Männer zwei bis drei Achtel Rotwein täglich.

Natürlich müssen Sie sich nicht unbedingt zum Rotwein-Trinker entwickeln. Sie können *Resveratrol* auch in Form von Pillen kaufen.

Essen Sie gerne Tomaten? Herzlichen Glückwunsch! Denn bei sieben bis zehn Tomatenmahlzeiten pro Woche sichern Sie sich dank des darin enthaltenen Wirkstoffs **Lycopen** einen wirkungsvollen Schutz gegen die Alterung der Haut.

Das dunkelste Rot verheißt den höchsten Lycopen-Wert. Er ist am höchsten, wenn die Tomaten erhitzt und mit Öl kombiniert werden.

Am besten mit **Olivenöl**, das nach den Recherchen der Anti-Aging Spezialisten als wahres Lebenselixier gilt. Besonders das kaltgepresste, native („Extra vergine"), das vor allem *Polyphenol* enthält und daher wie kein anderes Öl die für Oxydationsprozesse und Ablagerungen an den Gefäßen verantwortlichen freien Radikale bekämpfen. Täglich genossen schützt es vor Herzerkrankungen, sowie möglicherweise auch vor Demenz in späteren Jahren.

Die Vorteile einer mediterranen Diät haben sich bereits herumgesprochen. Schon deshalb, weil die Bewohner von Kreta mehr Fett zu sich nehmen als alle anderen Menschen auf der Erde. Dennoch haben sie weltweit die niedrigsten Herz- und Kreislauferkrankungen.

Sie decken ihren Fettkonsum ausschließlich aus Olivenöl.

Der Jugend nachhelfen

Es versteht sich von selbst: Kosmetik und Körperpflege muss besonders in reiferen Jahren ganz groß geschrieben werden. „Alt werden können wir nicht verhindern", so das Credo einer Estée Lauder Kosmetikerin. „Wir haben es aber in der Hand, dafür zu sorgen, dass die Haut gepflegt aussieht".

Unermüdlich forschen Kosmetikfirmen daher, wie sie der Kundschaft zumindest das Gefühl geben können, dass sich bei der Anwendung ihres Produkts etwas „tut". Sei es, dass nach dem Auftragen einer Peeling Creme ein Wärmegefühl eintritt (was beweist, dass die Durchblutung gefördert und damit ein jugendliches Aussehen zumindest suggeriert wird). Sei es, dass nach der Behandlung mit einer Lotion die Haut sich samtig anfühlt und die angedeutete Glättung fast einer Unterspritzung mit dem Pflanzengift Botox entspricht.

Das Gesagte gilt mittlerweile nicht nur für Frauen. Auch Männer interessieren sich längst schon fürs Wegzaubern der altersverräterischen Falten.

Der Effekt einer Behandlung mit den jugendverheißenden Cremes ist in beiden Fällen derselbe: Man(n), Frau fühlt sich um Klassen besser. Und das ist ja auch schon etwas. Egal, was es kostet.

Zu den selbst verabreichten Methoden gehören auch das **Peeling** oder das Abrasieren der obersten Hautschicht. Die Behandlung mit **Fruchtsäuren** gehört dagegen in die Hände der Kosmetikerin, besser der Dermatologin.

Haare färben ist wohl das gebräuchlichste Verjüngungsmittel. Oder denken Sie sich nicht auch insgeheim, wenn Sie jemanden jahrelang nicht gesehen haben und er tritt Ihnen mit ergrautem Haupt entgegen: „Ist der aber alt geworden!"

Natürlich ist es nicht jedermanns Sache, sich mindestens einmal im Monat zum Friseur zu setzen und die Haaransätze nachfärben zu lassen. Wussten Sie, dass es jetzt ein Produkt gibt, das die Ergrauung einigermaßen in Schach halten kann? **„Renature"** bedeutet nicht anderes als „zurück zur Natur". Die Haarfarbe nähert sich mit jedem Mal Waschen sukzessive der ursprünglichen an.

Worauf viele Schönheitsbewusste vergessen: Auch die Schamhaare altern und werden grau. Es spricht nichts dagegen, diese in das „Renaturing" einzubeziehen.

Spätestens um die 50 wird das Haar, besonders beim Mann, schütterer. Wussten Sie, dass Sie den **Haarausfall**, mit einiger Konsequenz in der Behandlung, stoppen und den Haarwuchs wieder ankurbeln können? Das Wundermittel heißt ***„Regaine"*** und dessen haartreibende Wirkung wurde per Zufall entdeckt: Als Ärzte, die ihren Patienten herzstärkende Mittel verschrieben, bemerkten, dass diesen plötzlich die Haare wie wild wuchsen. Das apothekerpflichtige Einreibemittel muss in seiner höheren, weit wirkungsvolleren, Konzentration vom Arzt verschrieben werden.

Wenn gar nichts mehr hilft, greifen besonders Männer gerne zur **Haartransplantation,** bei der Eigenhaar in einer langwierigen Operation an die kahlen Stellen verpflanzt wird. Prominentes Beispiel, dass die Sache funktioniert: Italien's Premier Silvio Berlusconi.

Billiger ist es jedoch, sich die Haare ganz kurz zu schneiden. Auch das verjüngt in vielen Fällen.

Was dagegen gerne vergessen wird: die eigenen **Zähne**, die von unseren Mitbürgern dafür umso genauer registriert werden.

Mundhygiene ist leider für viele Menschen – alte wie junge – immer noch kein Thema. Der Verzicht auf eine professionelle Reinigung der Zähne und Zahntaschen mindestens einmal im Jahr führt daher bei der älteren Generation nicht nur zu Entzündungen und schließlich zum Zahnverlust. Die Vernachlässigung der Zähne lässt diese dunkelgelb wie bei der mittlerweile verstorbenen britischen Queen Mum und oft auch noch braungerändert erscheinen.

Diese, gerade bei einem alten Menschen, besonders unappetitliche Alterserscheinung lässt sich auch im nachhinein noch korrigieren: Durch **„Weißen"** der Zähne – mit oder ohne den immer mehr in Mode kommenden Laser.

Es gibt heute auch Über-50jährige, die sich die **Zähne regulieren** lassen.

Eine 52jährige Niederösterreicherin hatte es satt, Jahr für Jahr mit anzusehen, wie ihre Vorderzähne langsam auseinander wanderten. Sie unterzog sich der zweijährigen, durchaus schmerzhaften Prozedur mit Zahnspangen, die ihr Gebiss wieder in die gewünschte Lage brachten. Zehn Jahre später war sie immer noch froh – und ihr Gatte dankte es ihr – dass sie schlank, schick und mit perfekten Zähnen ihr Alter hinauszögern konnte.

Zahnregulierung ist langwierig, unangenehm und nicht gerade billig. Wenn es zum **Zahnersatz** kommt, muss man ebenfalls tief in die Tasche greifen: Von 2.000 Euro aufwärts. Pro Zahn.

Dennoch sind Implantate – der Ersatz der eigenen Zahnwurzel durch einen Stift aus Titan – für viele heute nicht mehr wegzudenken. Aus gutem Grund: Die „Dritten" sitzen so fest wie zuvor die eigenen Zähne.

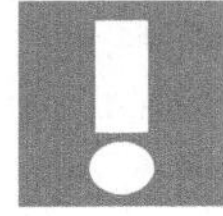

WAS DER ARZT SAGT

„Implantate sind beim heutigen Entwicklungsstand ein vollwertiger Zahnersatz über viele Jahre.“

Univ.-Prof. DDr. **Georg Watzek**, Vorstand der Wiener Universitätsklinik für Zahn-, Mund- und Kieferheilkunde

Drei Dinge sind zu beachten:

- Nicht jeder Kiefer ist für ein Implantat geeignet
- Die Behandlung ist langwierig und schmerzhaft
- Die Nahrungsaufnahme anfangs eingeschränkt

Allerdings gehen Forschung und Entwicklung in Richtung Schmerzfreiheit und schnellen Gebrauch der „Dritten“ in Riesenschritten voran. Dazu haben die Erfahrungen der letzten 20 Jahre gezeigt, dass Mühen und Kosten sich lohnen.

Sie merken es schon: Über die Korrektur des alternden Gesichts lässt sich eine Menge sagen. Das genügt aber spätestens dann nicht mehr, wenn die Zeichen des Alterns unübersehbar über einen hereinbrechen.

Kein Wunder, dass die Adressen begnadeter **Schönheitschirurgen** immer noch unter dem Siegel der Verschwiegenheit weitergereicht werden und selbst Männer nicht davor zurückscheuen, sich für einen Waschbrettbauch oder die Entfernung der altersverräterischen „Besenreiser“ dem Messer oder dem Laser anzuvertrauen.

Wann soll man sich für einen Eingriff entscheiden, egal ob eine kleine Unterspritzung oder ein komplettes Facelifting?

Die Antwort ist für Schönheitschirurgen ganz simpel: „Wenn es einen stört“.

Die beliebte ORF-Fernsehsprecherin Chris Lohner ärgerte sich jedes Mal, wenn sie in den Spiegel schaute, über die kleinen Fältchen entlang der Oberlippe. Zum 60. Geburtstag schenkte sie sich eine Unterspritzung mit Kollagen. Im eigenen Heim, sodass niemand beim Nachhausegehen die nach dem Eingriff unweigerliche Rötung bemerken würde.

Wer sich spritzen lässt, sollte wissen: Es gibt eine ganze Reihe von Techniken, deren Einsatz für die jeweilige Art der zu behandelnden Falten mit dem Dermatologen des Vertrauens vorher besprochen gehört. Und: Ohne Auffrischung, etwa in Halbjahresabständen, geht es nicht. Und das kostet nicht wenig.

DIE GÄNGIGSTEN SCHÖNHEITS-OPERATIONEN

Unterspritzen: Aufpolstern der Mund- und Augenfältchen mit Rinder- bzw. körpereigenem Kollagen, sowie Eigenfett

Glätten mit Hyaluronsäure, Restylane, Hylaform

Lähmen der Stirnfalten mit Botox

Behandlung mit Laser zur Festigung und Glättung der Haut, Beseitigung von Pigmentflecken und Besenreisern

Augenlidkorrektur (Schlupflider): Das überschüssige Haut- und Fettgewebe der Tränensäcke wird weggeschnitten

Stirn- und Facelifting: Durch Einschnitte am Haaransatz bzw. Ohr wird die Haut gehoben und gestrafft. Nach zehn Tagen können Nähte entfernt werden

Fettabsaugung (Liposuction): Über Kanülen, die durch kleine Hautschnitte neben den Fettpolstern eingeführt werden, wird das überschüssige Fett abgesaugt

Wichtig: Informieren Sie sich vor jedem Eingriff genau über die möglichen Folgen und vertrauen Sie sich ausschließlich einem Experten an!

Das ist nicht alles, was auf Verjüngungswillige zukommt. Wer nicht möchte, dass das Geheimnis ruchbar wird, sollte den Eingriff, der naturgemäß Narben hinterlässt, sorgfältig planen. Aufenthalte in entlegenen Kurhotels eignen sich besonders für dieses Vorhaben. Die/der Geliftete kehrt sichtlich erholt und gestrafft in den Freundeskreis zurück.

Das Verheilen von Narben kann ganz schön lang dauern. Es blieb nicht unbemerkt, dass der italienische Premier Silvio Berlusconi plötzlich verjüngt auf dem Bildschirm erschien und die seitlichen Nähte vom Lifting noch monatelang sichtbar waren.

Oder ist Ihnen nicht aufgefallen, dass ihr Lieblings-TV-Serienstar nach der Sommerpause plötzlich anders im Gesicht, irgendwie fremd, wirkte? Es konnten sogar schon Schlitzaugen, wie sie durch übermäßiges Spannen der Haut entstehen können, beobachtet werden.

Es kann aber noch schlimmer kommen. Schönheitsoperationen bergen, wie andere Eingriffe auch, Gefahren für den Körper in sich. Neben Komplikationen für Herz und Kreislauf können Unverträglichkeiten gegenüber den ungewohnten Substanzen auftreten und permanenten Schaden anrichten. Nicht zuletzt kann auch die Narkose zum Tod führen.

Die Frau eines prominenten Wiener Baumeisters, die sich einer simplen Nasenkorrektur unterzogen hatte, erstickte in der Aufwachphase.

5 Das soziale Umfeld

Neuorientierung – Glück und Unglück in der Pension – Geistige Vorbereitung ist gefragt – Die Wohnsituation überdenken – Freunde wollen gepflegt sein – Neue Rollenverteilung: Liebevolle Oma oder „schockierende Alte“? – Cowboy oder Ladies' friend?

Johann Wolfgang von Goethe schrieb einmal: „Älter werden heißt ein neues Geschäft antreten; alle Verhältnisse verändern sich und man muss entweder ganz zu handeln aufhören oder mit Willen und Bewusstsein das neue Rollenfach übernehmen“.

Wie wahr. Mit dem Eintritt in die Pensionsjahre verändert sich das Leben radikal. Kein Chef, keine Firma, keine Verpflichtungen. Die totale Freiheit.

Für die meisten Menschen ist dies ein geradezu paradiesischer Zustand. Eine burgenländische Ex-Angestellte spricht aus, was wohl viele in solchen Fällen denken: „Es ist herrlich, nichts vorzuhaben! Länger schlafen können, auf die Enkerln aufpassen“. Und: „Ich freu'mich immer, wenn mein Sohn anruft und sagt: Geh' Mama, du kochst heute eh für mich mit?“

Die Frau hat gleich dreifaches Glück:

- Ihr gleichfalls pensionierter Mann weiß sich selbst zu beschäftigen und geht ihr daher nicht auf die Nerven.
- Sie wird weiterhin von der Familie gebraucht, was das Selbstwertgefühl stärkt und
- wann immer es ein günstiges Offert gibt, kann sie spontan Urlaub machen.

Nicht jedem ist ein solches Glück vergönnt. Eine Wiener Hausfrau zum Beispiel lebte glücklich und zufrieden mit ihrem Mann ein geregeltes Leben – bis dieser unerwartet von seiner Firma in die Frühpension geschickt wurde. Eben noch ein begehrter Manager, fiel er plötzlich in ein tiefes Loch. Wenn er seiner Frau nicht beim Staubsaugen im Weg stand, begann er ihren Haushalt neu zu organisieren. In letzter Verzweiflung hat sie ihn mit dem Mistkübel in den Hof geschickt „damit er mit Leuten ins Gespräch kommt".

Ähnlich kann es auch Frauen ergehen, die im Beruf eine Erfüllung sahen. Eine in Frühpension geschickte Buchhalterin fand, dass die eigene Wohnung plötzlich viel zu klein, der Mann lästig und das Leben scheußlich war. Keine Ansprache, keine Hobbies, kurz, viel zu viel Freizeit.

Was ist passiert? Für einen Soziologen liegt das Problem klar auf der Hand: Der Mensch ist unvorbereitet in die neue Lebensphase geschlittert. Er/sie hat nie gelernt, wie man den sogenannten Ruhestand bewältigen und das eigene Älterwerden begreifen kann.

Von Kindheit an wurden wir auf die jeweils nächste Lebensphase gewissenhaft vorbereitet: Im Kindergarten haben wir für die Schule gelernt. In der Schule für den Beruf. Auch später in der Firma gab es Fort- und Weiterbildungskurse und einen Chef, der einem sagte, was zu tun sei.

Niemand hat uns jedoch beigebracht, was wir mit einem Lebensabschnitt anfangen sollen, der heute gut und gerne 30 Jahre andauern kann. Ein *„Golden Handshake"* ist das Höchste, was wir vom Arbeitgeber erwarten dürfen, wenn der Abschied abrupt ist.

Eine kluge Frau, die das Ausscheiden ihres Mannes aus dem Unternehmen, dem er viele Jahre lang treu gedient hatte, kommen sah, handelte für ihn: Sie richtete dem Anfangsfünfziger daheim ein Büro ein, besorgte ihm Visitenkarten (der Titel „Konsulent" passt immer) und gab ihm damit Würde und Selbstwertgefühl zurück.

Es dauerte nicht lange und der solcherart Beglückte löste sich einen Gewerbeschein, bekam Aufträge und erlebte so etwas wie eine neue Karriere.

Ein ehemaliger Finanzchef arbeitet sogar ohne Bezahlung für eine prominente Sozietät – nur damit er auch mit über 70 noch eine Rolle im Wirtschaftsleben spielen kann.

WAS DER SOZIOLOGE SAGT

„Älter werden ist vor allem ein Lernprozess. Schritt für Schritt müssen Aufgaben und Probleme gelöst werden, ehe die nächsten mit Erfolg angegangen werden können."

Univ.-Prof. Dr. **Anton Amann**

Eines ist unbestritten: Wer in Pension geht, also aus dem sogenannten „Aktivleben" ausscheidet, wird von der Umgebung unweigerlich als passiv, wenn nicht als hilflos, gebrechlich oder unnütz empfunden. Diesen Schiedsspruch der Gesellschaft verdanken wir nicht zuletzt den Medien und der Werbewirtschaft, die immer noch, wenn es um „Pensionen" geht, alte Menschen mit Stöcken, auf Parkbänken sitzend, Tauben fütternd, darstellen – ein Klischee, das trotz zahlreicher bewusstseinsbildender Maßnahmen seitens der EURAG Österreich und des ORF, nur langsam und zögerlich schwindet.

WAS DER SOZIOLOGE SAGT

„In einer Gesellschaft, die das Ansehen und das Einkommen für die allermeisten an die Berufs- und Erwerbsarbeit bindet, sind jene, die keine Arbeit haben, von vornherein am stärksten benachteiligt."

Univ.-Prof. Dr. **Anton Amann**

Wenngleich dies jenen, die ihren Ruhestand genießen, herzlich egal ist, so gibt es doch eine große Zahl derer, die sich als „Senioren" diskriminiert fühlen: weil sie mit der neuen Freiheit in der Pension nicht wirklich etwas anzufangen wissen. Die sich nach Anerkennung sehnen und gebraucht werden wollen.

Kreisky-Arzt und Univ. Prof. Dr. Anton Neumayr weiß aus eigener Erfahrung: „Man muss sich intensiv mit etwas beschäftigen, das von der Umgebung als Leistung aufgenommen wird".

Neumayr selbst schrieb auch noch als Mitachtziger ein Buch nach dem andern und musizierte regelmäßig mit den Wiener Philharmonikern.

Und was ist mit dem Gebrauchtwerden, wenn es niemanden gibt für den man sorgen kann? Nun, es gibt so viele einsame Hunde, die in Tierheimen auf Anschluss warten. Und Katzen. Und Meerschweinchen usw.

Die geistige Auseinandersetzung mit dem Älterwerden

Hand aufs Herz: Haben Sie sich mit 40 oder 50 Jahren gefragt, wie das Leben jenseits der 60 sein wird? Wenn Sie nicht mehr so gut hören, sehen und laufen können, nervlich weniger belastbar sind und sich nicht mehr an alles erinnern können.

Dann kann es nur heißen: *Welcome to the Club!* Herzlich willkommen im Klub! Das trifft nämlich auf fast alle Menschen zu, die in jungen Jahren nicht glauben wollen, dass sie selbst auch einmal alt werden und womöglich Hilfe brauchen.

Der Soziologe Amann hat, als er 50 wurde, versucht sich auszumalen, wie es ist, wenn er 70 und älter ist. Wenn er allein, allenfalls zusammen mit einem ebenfalls nicht mehr ganz gesunden Lebenspartner, in einer Wohnung lebt, wenn ihn Schwerhörigkeit und ein geschwächtes Sehvermögen plagen, seine Bewegungsfähigkeit eingeschränkt ist, er für alles mehr Zeit braucht, sich an manche Dinge nicht mehr erinnern kann, regelmäßig Medikamente nehmen und in seinem täglichen Leben auch noch die Last tragen muss, dass ihm nichts geblieben ist, mit Hilfe dessen er Anerkennung und Zustimmung von anderen erreichen könnte.

Wenn dieser Albtraum wahr wird, so sagte er sich – und diese Möglichkeiten sind als realistisch einzustufen – dann wäre er von der Welt in hohem Maße abgeschnitten, an seine Wohnung gebunden und könne nichts anderes tun als morgens auf den Abend zu warten und am Abend hoffen, dass er in der Nacht schlafen kann.

„Eine solche Fantasie durchzuspielen heißt“, so Amann, „dass wir das, was bisher für uns volle Gültigkeit hatte, in Frage stellen müssen“. Die Gesundheit, den leistungsfähigen Organismus genauso wie die Teilhabe an der Gesellschaft und dem sozialen Umfeld.

Wie wichtig ein sozial intaktes Umfeld ist zeigen immer wieder auftauchende Berichte in den Medien, wonach den Nachbarn Personen, die oft jahrzehntelang im selben Haus gewohnt hatten, erst abgehen, wenn Verwesungsgeruch aus der Wohnungstür dringt.

Was also kann man tun, um sich auf die langen Jahre, die vor einem liegen, geistig vorzubereiten? Drei Dinge:

- Für die Gesundheit vorsorgen
- die Wohnsituation überprüfen
- das soziale Umfeld pflegen

Über die, natürlich wichtigste Form der Vorbereitung – die Vorsorge für die eigene Gesundheit – wurde in den vorhergehenden Kapiteln schon ausgiebig geschrieben. Bleibt die Überprüfung der

Wohnsituation für die späten Jahre

Machen Sie einen Test: Gehen Sie aufmerksam durch Ihre Wohnung, Ihr Eigenheim oder Ihren Garten und registrieren Sie, wo Fallen zuschnappen könnten:

Ein Teppich, der nicht flach aufliegt und zu Stürzen mit nicht abzuschätzenden Folgen führen könnte.

Ein Stiegenhaus ohne Geländer, an dem man sich anhalten kann.

Eine Badewanne ohne Einstiegshilfe, eine viel zu tief montierte Klomuschel, die dafür sorgt, dass man garantiert nicht mehr aufstehen kann. Letzteres gilt natürlich auch für ein zu tiefes Sofa oder ein zu niedriges Bett.

Und was ist, wenn Sie keine Stufen mehr steigen können?

Wenn Sie einigermaßen begütert sind oder eine hohe Pension haben, dann können Sie es machen wie ein Wiener Hausbesitzer: Er ließ sich, außen an sein Zweifamilienhaus, einen Lift anbauen und empfängt seine Bridge-Partner, die auch nicht mehr jung sind, direkt im Wohnzimmer.

Es muss nicht immer eine so aufwändige Lösung sein. Oft genügt es schon, sich über eine Wohnungsrenovierung oder einen Umbau Gedanken zu machen, das Badezimmer neu zu gestalten oder einfach Fallen zu entfernen (siehe auch Kasten „Fallen im Haushalt")

Warum das so wichtig ist? Weil es hilft, Unfälle zu vermeiden und die Sturzgefahr hintanzuhalten. Immerhin sind Stürze für 94 Prozent aller Unfälle von Menschen über 60 verantwortlich. Die meisten passieren im persönlichen Wohnbereich.

Selbst wenn einer die im obigen Kasten beschriebenen Fallen im Haushalt abstellt, so sollte er/sie immer noch wissen:

- Der Teufel lauert im Detail. Unkonzentriertheit – die häufigste Hürde eines alternden Gehirns, die in der Regel nur durch Konzentrationsübungen zu beherrschen ist – kann alle guten Vorkehrungen zunichte machen.
- Ein gut trainierter Körper mit einem entsprechenden Muskeltonus kann auch einen Sturz verkraften. Auch Balance-Training hilft, wie es nach der chinesischen Tai chi Methode gelehrt bzw. durch Benützung eines speziell dafür entwickelten Geräts (Schaukelbrett) ermöglicht wird.
- Wer tatsächlich stürzt, sollte wissen, dass dies im Alter im schlimmsten Fall auch tödlich ausgehen kann.

Denn Schmerzen und Bettlägerigkeit sind noch die geringste Malaise. Viel schlimmer ist es, wenn durch eine längere Untätigkeit die Muskeln und die Koordinationsfähigkeit noch mehr schwinden. Schlimmer noch, wenn durch das lange Liegen im Bett eine Lungenentzündung auftritt, die in hohem Alter in der Regel zum Tod führen kann.

Auch der Umzug in ein neues Heim kann sich rentieren. Denn wahrscheinlich gehören Sie auch zu jener Mehrheit, die den Weg ins Altersheim – **„Seniorenresidenz"** hört sich nur schöner an – nie und nimmer antreten möchten.

Dennoch sollten Sie sich zumindest mit dieser Möglichkeit auseinandersetzen und über gängige Angebote informieren. Sie wissen schließlich nie, ob und wann Sie – oder der Lebenspartner – in die Hilflosigkeit schlittern, die eine Betreuung rund um die Uhr erforderlich macht.

UNFALLVERHÜTUNG

Fallen im Haushalt*

Durch die Beachtung der nachfolgenden Kriterien können Stürze in fortgeschrittenem Alter verhindert werden:

- Alle Kabel von Elektrogeräten und Telefon ordentlich verlegen, eventuell mit speziellen Kabelhalterungen sichern
- Teppiche mittels Klebeband und/oder rutschhemmender Unterlage fixieren
- Falten, aufgebogene Ecken und Ränder von Teppichen begradigen
- Türschwellen auf Bodenniveau angleichen
- Hausschuhe mit rutschfester Sohle anziehen
- Wohnräume von Hindernissen säubern
- Lichtschalter von der Türe aus erreichbar machen
- Auf- und abbewegbare Karnisen für das Wechseln der Vorhänge installieren
- Dusche, Badewanne und Badezimmer mit rutschfesten Matten auslegen
- In der Küche auf Teppiche verzichten
- Gegenstände, die oft gebraucht werden sollten leicht und mühelos erreichbar sein
- Der Arbeitsplatz braucht helles Licht
- Elektrogeräte, Schaltern und Stecker müssen überprüft sein
- Gleitschutzstreifen, gute Beleuchtung und Haltevorrichtungen sollten in keinem Treppenhaus fehlen
- Leitern müssen stabil sein und auf festem Boden stehen
- Bei Arbeiten in Haus oder Garten rutschfeste Schuhe tragen

Vor allem aber: Sich auf das, was gerade getan wird, konzentrieren!

* Erhoben vom WHO-Projekt „Wien – Gesunde Stadt“ gemeinsam mit dem Institut „Sicher Leben“

Ein begütertes Pensionistenpaar bewohnte ein tolles Penthouse mit Blick über Wien. Binnen weniger Monate stand fest, dass die Frau an Demenz erkrankt war und sich nicht mehr so wie bisher in der riesigen zweigeschossigen Wohnung würde bewegen oder gar den Haushalt bewältigen können.

Der Mann, der selbst noch ein aktives Leben führte, musste sich quasi über Nacht um eine neue Wohnform umsehen, die alles bot, was bisher selbstverständlich war und ihm außerdem half, mit dem fortschreitenden Leiden seiner Frau fertig zu werden. Er hatte Glück. Eine Seniorenresidenz am Rande der Stadt hatte gerade noch eine Zweizimmerwohnung mit Gärtchen frei.

Man kann es aber auch so machen, wie ein Ehepaar, dass sich in den 50ern überlegte, mit welchen Freunden es in den 70ern oder 80ern zusammenziehen würde. Und sich vorsichtshalber im Heim der eigenen Wahl vormerken ließ.

Sie merken schon: Es kann sich auszahlen, sich über das Leben in späten Jahren Gedanken zu machen, anstatt sich vom Leben überraschen zu lassen. Und es lohnt, sich rechtzeitig nach passenden Freunden fürs Alter umzusehen.

Freunde wollen gepflegt sein

Sie haben richtig gelesen. Wer im Alter nicht allein sein möchte muss den Freundeskreis entsprechend pflegen.

Das ist gar nicht so leicht wie man meinen könnte. Denn mit den Jahren schleicht sich unmerklich eine gewisse Trägheit ein. Alles, was nach „Arbeit“ aussieht und eine zusätzliche Belastung ist, wird gemieden.

Die Frau eines ehemaligen Handelsdelegierten hatte es satt, noch länger die Gastgeberin zu spielen. Sie ging nur noch mit ihrem Mann aus und gab keine Einladungen mehr.

Wozu führt das? Dass man schlussendlich selbst auch nicht mehr eingeladen wird. Umgekehrt pflegt ein anderes Paar die Freundschaft indem es mit Gleichgesinnten essen geht. Wieder andere haben es sich zum Ziel gemacht, einander abwechselnd auswärts einzuladen.

Gemeinsame Freizeit-Hobbies wie Wandern, Golf oder Langlaufen haben sich ebenfalls bewährt.

Haben Sie schon einmal probiert, alte Jugendfreunde, von denen Sie jahrzehntelang nichts gehört haben, anzurufen? In der Regel freuen die sich, es gibt eine Menge zu erzählen und man entdeckt womöglich Gemeinsamkeiten, die es in der gewohnten Runde nicht mehr gibt. Denn gerade in späteren Jahren, das bestätigt sich immer wieder aufs Neue, können die Lebensumstände sich verändern, die Menschen sich unterschiedlich entwickeln und einfach nicht mehr zusammenpassen.

Da gibt es beispielsweise solche, die der Altersgeiz plagt. Die sich nichts mehr gönnen möchten und in einer geselligen Runde daher unangenehm auffallen. Eine Freundin hat deshalb langjährige Bekannte, wie sie sagt, „ausgemistet", weil die Ehefrau immer dann, wenn es besonders gemütlich wurde, ihrem Mann unter dem Tisch einen Tritt gab, wenn dieser sich noch ein Glas Wein bestellte.

Sagen Sie nicht: Neue Freunde macht man sich im Alter nicht. Das stimmt schlichtweg nicht. Denn gerade dann weiß man, wer zu einem und seinen Interessen passt. Diese Frau, die radikal „ausmistete" und sich im Laufe des Lebens bisweilen von alten Bekanntschaften trennte, leidet übrigens weiß Gott nicht an einem Mangel an Freunden.

FREUNDSCHAFT IST EINE HOLSCHULD

- Warten Sie nicht, bis man Sie einlädt. Werden Sie selbst aktiv
- Suchen Sie Menschen, die Ihre Interessen teilen (Sport, Kultur, Reisen usw.)
- Graben Sie Ihre Jugendfreunde aus
- Suchen Sie den Kontakt zur jüngeren Generation
- Lassen Sie andere Ansichten gelten und kritisieren Sie nicht

Erstens ist ihr Mann ungemein kommunikativ. Er macht ständig neue Bekanntschaften, wo immer er unterwegs ist. Alte wie neue Freunde ruft er nicht nur in Abständen an und erkundigt sich nach dem persönlichen Befinden. Er schreibt von jeder Reise – und das sind mindestens sechs pro Jahr – an jeden eine Ansichtskarte. Von einer China-Reise waren es einmal weit über 100.

Als er und seine Frau einen runden Geburtstag feierten – zusammen gezählt war es der 135. – konnten die beiden auf 135 Freunde zurückgreifen.

Übrigens, es ist von offensichtlichem Vorteil, die Freundschaft mit jüngeren Generationen zu pflegen. Bis zu fünfzehn Jahre unter dem eigenen Lebensalter, das hat ein kluger Kopf herausgefunden, findet man noch Gemeinsamkeiten, über die man sich unterhalten kann.

Dieser Mann pflegte als rüstiger Siebziger die Freundschaft mit vier Damen, die er abwechselnd zum Mittagessen einlud. Mit der Juristin unterhielt er sich über die geeignete Vorgangsweise bei der Gründung einer Stiftung. Von der Apothekerin holte er sich Tipps in Sachen Gesundheit. Mit der Journalistin unterhielt er sich über die Freuden des Älterwerdens und eine gleichaltrige Dame der Gesellschaft war „meine Chauffeuse".

Mit den Jahren hat sich der Damen-Flor verjüngt und ist auf ein gutes Dutzend angewachsen: Witwen und andere Singles im Alter von 45 bis 82 Jahren, die er mindestens zweimal im Jahr in ein Restaurant einlädt. In einem Lokal ist er bereits als „Beichtvater" bekannt. Für jene Probleme, „die man nicht gerne mit seiner nächsten Umgebung bespricht".

Damit sich keine der Damen benachteiligt fühlt, führt er genau Buch, wann er mit wem essen war. Sie sind einander nicht fremd. Denn zu seinem 80. Geburtstag hat er sie alle zu sich nach Hause eingeladen.

Das neue Rollenbewusstsein

Zwei Dinge gehören zum bewussten Erleben des eigenen Alters unbedingt dazu: Sie müssen wissen wer Sie sind und was Sie wollen.

Der neue Lebensabschnitt bedeutet nämlich, ob Sie es wahrhaben wollen oder nicht, eine totale Umstellung. Um diese Phase aktiv zu bewältigen und sich auch noch wohl zu fühlen, dazu bedarf es, sagen die Psychologen, einer gehörigen Portion Selbstvertrauen und der richtigen Einstellung zum eigenen Körper.

WAS DIE PSYCHOLOGIN SAGT

„Menschen mit Selbstvertrauen und einem positiven Körperbewusstsein wachsen über schwierige Lebensphasen hinaus.“

Dr. **Gertraud Czerwenka-Wenkstetten**, Psychotherapeutin und Psychologin

Wie können Sie dieses Ziel erreichen? Sie müssen

- die eigene Identität bestimmen – ohne sich selbst zu belügen
- sich rechtzeitig auf ein verändertes Rollenbild einstellen
- den Sinn des Lebens erkennen
- sich neue Ziele setzen
- die individuellen Fähigkeiten und Stärken trainieren oder neue erwerben

Fühlen Sie sich in Ihrer Rolle als liebende Oma wohl? Fein. Dann genießen Sie das Vorlesen und Geschichten erzählen, das Spazieren gehen mit dem Enkel und das kindliche Erleben einer jeden Neuentdeckung und sei es auch nur ein kleiner Käfer, der über das Kleid krabbelt.

Sie haben gar keine Enkel und beneiden die Nachbarin, die einen Kinderwagen schiebt? Das lässt sich leicht ändern. Elternorganisationen suchen immer wieder Leih-Omas, die sich tage- oder stundenweise zur Verfügung stellen.

Hingebungsvoll Oma oder Opa sein ist nur eine von vielen Möglichkeiten, sich den Lebensabend einzurichten. Anders denken ist erlaubt.

Ich kenne einen Großvater, der seine Enkelkinder liebt, aber sich nicht als Opa fühlt. Das ist kein Problem. Die Enkel haben gelernt, ihn mit dem Vornamen anzureden. So fühlt er sich um Jahre jünger.

Möchten Sie wissen, welche Rollen die Menschen im Alter noch auf sich nehmen, wenn sie nach der verlorenen Jugend streben? Es gibt einen Ex-Banker, der sich in der Pension plötzlich wie ein Cowboy kleidete. Er gefiel sich fortan sportlich, egal ob bei Tag oder Nacht.

Wussten Sie, dass mehr als die Hälfte aller Harley Davidsons von Über-50jährigen gekauft werden?

Die Suche nach dem eigenen Rollenbild treibt oft seltsame Blüten. Sicher haben Sie auch schon einmal auf der Straße einen todschick gekleideten Teenager mit wippendem Röckchen gesehen, dessen Gesicht von vorne stark angefärbelt und vielhundertmal gefältelt war?

Die Entwicklung der Persönlichkeit, das predigen Personalentwickler, wenn sie einschlägige Kurse abhalten, hört niemals auf. Das sei ein permanenter Prozess, wobei man nie genau wisse, wohin die Entwicklung geht.

Das gilt auch für die Zeit in der Pension. Jeder Mensch hat schließlich Talente, die weiterentwickelt werden sollten. Besonders wenn diese im Lauf des Lebens abhanden gekommen sind.

Verschüttete Talente entwickeln

Warum nicht versuchen herauszufinden, ob man malen oder töpfern kann? Oder aber ein witziger Formulierer oder Geschichtenschreiber ist?

Es gibt heute genügend Kursangebote, bei denen jeder entdecken kann, wo seine Talente liegen und wie er die eigene Kreativität entwickeln kann.

Ein 70jähriger Ex-Fabrikant, der immer nur mit dem Verkauf von Möbeln zu tun hatte, belegte einen Kurs, der ihn zum Journalisten ausbildete.

Ein ehemaliger Handelsdelegierter beschreibt hingebungsvoll witzige Anektoten aus dem Alltag und verlegt sie auf eigene Kosten. Auch wenn diese Bücher später kaum einer kauft, so hat er, wie er sagt, „wenigstens ein nettes Mitbringsel, wenn er eingeladen wird".

Sie sehen schon: Der Weg zur Sinnfindung im Leben geht nicht ohne Eigeninitiative. Es muss jeder selbst herausfinden, was er mit seiner Zeit anfangen möchte.

Ein ehemaliger Manager, der viel zu früh in die Pension verabschiedet wurde, fühlte sich ein Jahr lang wie verloren. Ihm ging der tägliche Stress mitsamt der gewohnten Arbeitsumgebung ab.

Die Lösung fand er bei jenem Personalentwickler, bei dem er in der Vergangenheit für seine Mitarbeiter oft Kurse gebucht hatte: Mit ihm gemeinsam entdeckte er, dass er sein über viele Jahre angesammeltes Wissen und seine Erfahrung bei eben diesem Persönlichkeitsentwickler an andere weitergeben konnte. Was ihm schlussendlich am meisten gefiel? Dass er sich, anders als vorher, immer wieder Zeit nehmen konnte, um mit seiner Frau auf Reisen zu gehen.

6 Freizeit will gestaltet sein

Reisen und andere Hobbies – Vorsicht vor der Reisefalle! – Ohne Hobbies geht es nicht – Freude mit Internet und Computer – Seniorenstudium – Auch ein Ehrenamt kann befriedigen

Laut Umfrage freuen sich rund drei Viertel aller Menschen auf die Pension und sind dann zumindest in den ersten Jahren ausgesprochen glücklich.

Schaut man sich auf Flughäfen um, dann weiß man auch warum: Reisen und Urlaub machen gehört für die heutige Generation 50plus einfach zum Leben. Vielflieger jenseits der 60 sind keine Seltenheit mehr. Und wer in guter Verfassung ist, setzt sich auch mit 90 noch ins Flugzeug.

Der geradezu zwanghafte Drang nach Ortsveränderung hat natürlich einen guten Grund: Wer einmal in Pension ist, überlegt völlig zu Recht, wie lange er wohl noch in der Lage sein wird, die Mühen und Strapazen des Reisens auf sich zu nehmen.

Wenn die Finanzen stimmen, dann kann die Reiselust unbegrenzt sein. Einschlägige Angebote gibt es jedenfalls in rauen Mengen: von den Specials des Betriebsrats der Ex-Firma über Pensionistenklubs bis hin zu Reisebüros, die sich auf die Bedürfnisse der älteren Generation spezialisiert haben.

Eine Ex-Beamtin war gerade erst in Peking und Shanghai unterwegs als ihre Freunde schon von der nächsten Reise per Schiff nach Südamerika zu berichten wussten.

Ein Ex-Betriebsratsobmann fand für seinen Wellness-Urlaub gerade noch eine Woche Zeit, um sich für die nächsten Ziele – das Baltikum und Kroatien – fit zu machen.

Ein Golf-begeisterter Ex-Manager brachte seiner Frau in der Pension das Golf spielen bei. Gemeinsam klapperten die beiden daraufhin alle Golfplätze dieser Welt ab.

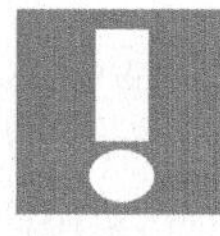

WAS DER SOZIALMEDIZINER SAGT

> *„Gerade in späteren Jahren brauchen wir neue Eindrücke und Reize und da gehört eine Ortsveränderung sicherlich dazu. Ob es Mariazell oder Rio de Janeiro ist, bleibt dem persönlichen Geschmack überlassen."*
>
> Univ.-Prof. Dr. **Michael Kunze**

Reisen kann auch zur Sucht werden:

Ein ehemaliger Hochschulprofessor ist stolz darauf, dass er gleich bei zwei Vielflieger-Programmen eine „Golden Card" besitzt, die ihn zu zahlreichen Vorteilen vor und während des Fliegens berechtigt. Damit er sich diese Goldkarten auch erhält, muss er auf Teufel komm' raus Meilen sammeln. Da kann es schon passieren, dass er mehrmals im Jahr nach Osten (China, Südostasien) und dann wieder nach Westen (USA, Karibik), oder aber zu den Fidji-Inseln fliegt. Damit das Meilenkonto stimmt, muss er vor Jahresschluss bisweilen auch einen Umweg einplanen. Oft hat seine Frau kaum einen Koffer ausgepackt bevor es wieder weitergeht.

Sind Sie auch schon vom Reisebazillus erfasst? Dann sollten Sie vor allem auf zwei Dinge achten:

- Rechtzeitig die für das Zielgebiet nötigen Impfungen gegen Tropen- und andere ortsbedingte Krankheiten besorgen
- Zur Thrombosevorbeugung am Tag der Abreise eine Heparin-Spritze einplanen. Für den Rückflug vorsorgen!

Wenn Sie schon so weit fahren möchten, sollten Sie vielleicht noch ein drittes überdenken: anstatt in der Economy Class lieber weniger oft und dafür Business fliegen. Der zusätzliche Platz und die Bewegungsfreiheit schont Venen und Kreislauf.

Es muss aber nicht unbedingt eine Fernreise sein, wenn man von einer Ortsveränderung profitieren oder sich bilden möchte.

Es gibt unzählige Ziele auf unserem Kontinent, die man im Auto oder per Bahn – noch dazu mit Seniorenrabatt – bequem erreichen kann.

Lotte Ingrisch, die Witwe von Gottfried von Einem, hat eine noch wohlfeilere Möglichkeit gefunden, die jeder leicht nachmachen kann: „Ich mache es mir vor dem Fernseher gemütlich und schaue mir 'Universum' an“. Die liebevoll gestaltete ORF-Sendung, die dem Betrachter schon seit Jahren die ganze Welt ins Wohnzimmer bringt, zählt zu den am meisten gesehenen überhaupt.

Ohne Hobbies geht es nicht

Immer wenn es warm wird, hat ein Ehepaar aus Niederösterreich ein fixes Ziel: den Sommerwohnsitz im Grünen.

Kaum in Pension wurde der Garten für den Mann zum Hobby. Neue Wege und Pflanzen, ein Bioteich und ein Vogelhaus wurden angelegt. Und weil der Mitsechziger mit der Gartenarbeit nicht das Auslangen findet, geht er auch noch mindestens zweimal die Woche in ein Fitnessstudio, in dem er seinen Körper stählt.

Das Ehepaar pflegt aber auch gemeinsame Hobbies: das Wandern mit den Naturfreunden. Die Berge vor der Haustür sind längst kein Ziel mehr. In der Gruppe geht es jetzt nach Kreta, Madeira und noch fernere Inseln, auf denen ein Wander- dem Badeurlaub vorgezogen wird.

Haben Sie auch einen Garten und möchten Sie sich das Leben vereinfachen? Dann gibt es nur eines: Möglichst viele Rasenflächen durch Beton ersetzen. Das hält die Schuhe sauber und reduziert das leidige Gras Mähen.

Eigentlich ist es egal, welches Steckenpferd Sie reiten – solange Sie etwas tun, das Freude bereitet und die Kreativität fördert. Egal ob Sie Muscheln sammeln, Schmetterlinge bestimmen oder die Fotos Ihrer Enkerl ins Album kleben.

Hobbies lassen sich auch zu Geld machen. Eine begeisterte Perlenfädlerin benützt ihren Kur-Aufenthalt regelmäßig dazu, die farbenprächtigen Ketten und Armbänder gleich an Ort und Stelle an die Gäste zu verkaufen.

Internet – das tu' ich mir nicht mehr an!

Das ist schade. Denn mit einem Klick auf die Maus steht Ihnen praktisch die ganze Welt offen.

Sie können täglich Ihre Zeitung lesen, ohne sie aus der Trafik zu holen, Museen besuchen, Kochrezepte abrufen oder aber Ihr Reiseziel vorweg betrachten.

Das ist nicht alles. Einen Zugang ins Internet zu haben bedeutet auch, dass Sie ab sofort nahezu zum Null-Satz korrespondieren können. Ihre Post kommt fast sekundengleich an jedem Fleck der Welt an. Und vice-versa.

Dagegen ist die Mühe, sich die Handhabung des PC erklären zu lassen, eine Kleinigkeit. Unzählige Organisationen bemühen sich bereits darum, Senioren in das weltweite „Netz" einzuführen. Computerkurse 50plus schießen wie die Schwammerl aus dem Boden. Internetcafés für die ältere Generation wurden eigens deshalb eingerichtet, damit ein Ungeübter sich nicht vor einem Jungen, der die ganze Technik mit der Muttermilch aufgesogen hat, genieren muss.

Auch die Kosten halten sich in Grenzen. Für den Einstieg tut's auch ein Kästchen, das an den Fernsehschirm angeschlossen werden kann. Geduld ist dann allerdings angesagt. Benützt wird das Internet zum lokalen Telefontarif.

Wenn eine 90jährige Heimbewohnerin sich mit dem PC auseinandersetzen kann, dann können Sie es auch. Die alte Dame korrespondiert regelmäßig mit ihren Nichten in Amerika.

Sie ahnen gar nicht, wie schnell Ihnen der Anschluss an die Welt der Jungen gelingt, die oft keine Zeit fürs Telefonieren haben. Die aber immer für ein paar Grüße übers Internet zu haben sind und lieber von Ihnen per e-mail kontaktiert werden als vor Bürokollegen in der Arbeitszeit zu plaudern.

Übrigens: Sie kommen sich dann nicht mehr dumm vor, wenn sie mit dem Hinweis „Nähere Informationen unter www........." nichts anzufangen wissen. Und Sie ahnen nicht, wieviel Ihnen entgeht, wenn Sie diversen Hinweisen nicht nachgehen und den neuesten Branchendienst mit allen Sonderangeboten nicht empfangen können.

Es gibt genug Stimmen, die sagen: „Internet vereinsamt". Die Zwiesprache mit dem Computer, das lässt sich nicht leugnen, führt tatsächlich dazu, dass kein anderer Konversationspartner mehr gebraucht wird.

Stimmt. Aber was ist, wenn man nicht mehr nach draußen kann? Weil man gehbehindert ist, im Rollstuhl sitzt, oder gar im Bett liegt? Dann holt einem der Computer die Welt herein: Den Chatroom mit Fremden. Das Briefe schreiben mit der Familie oder den Freunden. Kurz, alle sozialen Kontakte, auf die es gerade im Alter so sehr ankommt, wenn der Lebensabend voll Qualität sein soll.

Es ergibt sich von selbst: Der Umgang mit dem Computer erhält schlussendlich die Kontakte mit der Umwelt und hält darüberhinaus geistig jung!

Warum mit 50 noch die Schulbank drücken?

Die Präsidentin der EURAG Österreich, Minister Gertrude Fröhlich-Sandner, hat ein einfaches Rezept für die Erhaltung der geistigen Kompetenz: „Neugierig bleiben".

Wer sich folglich in reifen Jahren noch unter die Studenten mischt, zu Prüfungen antritt oder gar den Doktortitel nachholt, merkt sehr bald, dass er sich um sein Gedächtnis keine Sorgen zu machen braucht.

Die Gründerin der Grazer GEFAS – die Gesellschaft für Alterswissenschaften und Seniorenstudium – hat mit 60 das Magisterium nachgeholt. Mit 65 legte sie sich auch noch den Doktortitel zu. Heute sorgt Frau Dr. Rosemarie Kurz im Rahmen immer größerer EU-Projekte dafür, dass auch andere ihre grauen Zellen bis ins höchste Alter beleben.

In Zeiten der Universitätsüberlastung muss es aber nicht einmal ein volles Studium sein. Es genügt, wenn Vorlesungen besucht, ein Seminar belegt oder einer der eigens für Senioren kreierten Hochschulkurse besucht wird.

In Wien gibt es beispielsweise einen Studienlehrgang, in dem 60- bis 80jährige lernen, ihre Laborbefunde zu lesen oder das Rüstzeug für eine Mitsprache bei der Gen-Diskussion bekommen.

Die EURAG Österreich hat eine Diskussionsrunde ins Leben gerufen, in der Interessierte ihr Englisch-Wissen auffrischen können. Und es existiert wohl kaum eine Volkshochschule, die sich nicht schon längst auf die Zielgruppe 50plus eingestellt hat.

Überzeugt? Dann informieren Sie sich doch gleich bei der nächsten Lehranstalt oder Hochschülerschaft. Oder Sie geben in Ihre Internet-Suchmaschine unter „Seiten aus Österreich“ oder „Seiten auf Deutsch“ den Begriff „Seniorenstudium“ ein.

Auch ein Ehrenamt kann befriedigen

„Was nichts kostet ist auch nichts wert“. Diese Meinung wird hierorts leider immer noch vertreten.

Genau das Gegenteil ist aber der Fall. Die Angelsachsen haben es längst erkannt: Der Dienst an der Gesellschaft bringt dem einzelnen selbst sehr wohl etwas. Nämlich eine gute Portion Anerkennung, die für jeden, der aus dem Aktivleben ausscheidet, ungemein wichtig ist.

Warum wohl engagieren sich Menschen in Pensionisten-, Tennis-, Segel- und anderen Klubs? Die Engländer und Amerikaner haben es uns längst vorgezeigt. Jeder, der eine gute Sache vorantreibt, kann für die Gesellschaft eine Rolle spielen: als Präsident, als Kassier, als Schriftführer. Und so wie im früheren Berufsleben, kann er in der Hierarchie aufsteigen. Es gibt Vizepräsidenten, die sich am Ende der Funktionsperiode nichts lieber wünschen, als den Titel „Ehrenpräsident“ führen zu dürfen.

Es gibt aber auch unzählige Frauen, die sich sozial betätigen: alte und kranke Menschen besuchen, in Pflegeheimen aushelfen, Kinder betreuen und ähnliches mehr.

Im Internet annonciert beispielsweise eine „Ehrenamtsbörse“ jene Jobs, für die Freiwillige gerade gesucht werden.

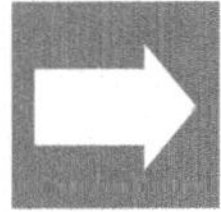

WORAUF SIE BEI EINER EHRENAMTLICHEN TÄTIGKEIT ACHTEN SOLLTEN

Wer sich freiwillig engagiert, sollte darauf achten:

- Eine geregelte, vorbestimmte Zeiteinteilung
- Spesenersatz für die entstehenden Kosten
- Verpflegung am Arbeitsplatz
- Abschluss einer Versicherung, falls ein Unfall passiert

Was müssen Sie beachten, wenn Sie sich kostenlos zur Verfügung stellen? Vor allem, dass Sie nicht unbedankt ausgenutzt oder Ihr Beitrag als selbstverständlich angesehen werden. Die Beachtung einiger Regeln (siehe Kasten) zahlt sich daher aus.

Wenn Sie keine passende Betätigung finden, dann können Sie es auch wie eine Ex-Unesco Angestellte machen. Unter der Bezeichnung „Wissensbörse“ gründete sie einen Verein, in dem ihre gleichaltrigen Mitglieder Erfahrungen auf kulturellem Gebiet mit jungen Menschen austauschen konnten.

7 Die neue Einkommenssituation

Pensionsschock und das liebe Geld – Die richtige Zukunftsvorsorge – Money Management – Was tun, wenn das Geld nicht reicht – Was beim Nebenverdienst zu beachten ist – „Wohnen für Hilfe“ – Neue Geldbeschaffungssmodelle aus dem Ausland – Vermögensweitergabe

Sie kennen das Gefühl vielleicht, wenn mit der Abfertigung die Aktivbezüge gestoppt sind und stattdessen ein kleinerer Betrag auf dem Konto einlangt. Hand aufs Herz. Haben Sie da nicht Panik verspürt?

So geht es jedenfalls den meisten Menschen, wenn sie entdecken, dass sie ab sofort mit weniger Geld als bisher werden auskommen müssen. Es gibt dann zwei Möglichkeiten:

- Übermäßig zu sparen beginnen und sich nichts mehr gönnen
- Sich überlegen, wie man sich ein Zusatzeinkommen verschaffen kann

Es gibt noch eine dritte Möglichkeit, die sich allerdings die meisten Menschen versagen: „Von der Substanz leben“, wie eine gescheite Frau herausfand und woran sie ihren Mann, immer dann, wenn eine größere Reise ins Haus steht, erinnert. Im Klartext: sich am eigenen Ersparten bedienen.

Viele Menschen vergessen nämlich in der Regel darauf, dass sie ein Leben lang nur deshalb gespart haben, damit sie sich im Alter etwas leisten können.

Wenn es aber dann soweit ist, setzt die Angst vor der Zukunft ein. Wer kann einem schließlich sagen, ob man in den letzten Jahren womöglich pflegebedürftig ist? Ob man sich dann eine standesgemäße Betreuung, einen würdevollen Abgang wird leisten können?

Die Antwort hat ein Computer-Freak bereits errechnet und Sie können es auch. Sie gönnen sich einfach eine ruhige Stunde und machen „Kassasturz", indem Sie ganz nüchtern folgendes überlegen:

- Wie alt kann ich nach menschlichem Ermessen maximal werden?
- Wie hoch sind meine Ausgaben des täglichen Lebens?
- Welche Zusatzausgaben werde ich in den Jahren bis dahin haben (für Reisen, Golf, teure Hobbies, Autoanschaffung u.ä.)?
- Wieviel sollte für eine allfällige, aufwändige Pflege übrig bleiben? Abzüglich Pflegegeld versteht sich.

Jetzt zählen Sie Ihr Jahreseinkommen (Pension, Zusatzeinkünfte wie Pacht, Miete) zusammen und addieren dazu die alljährlichen Einkünfte aus Kapitalvermögen (Zinsen, Zinseszinsen, Dividenden u.ä.).

Nun müssen Sie nur noch das oben Errechnete von Ihren zu erwartenden Einkünften abziehen. Was Ihnen dann übrig bleibt können Sie getrost selbst verbrauchen oder verschenken.

Es gibt übrigens auch Banken und Versicherungen, die Ihnen gerne diese Arbeit abnehmen und ausrechnen, wieviel Sie veranlagen können, wenn Sie beispielsweise in zehn Jahren das Kapital ungeschmälert zurück haben oder im Anschluss daran eine lebenslange Rente aufs Konto überwiesen haben wollen.

Zukunftsvorsorge

Vergessen Sie, was die Berater der Banken Ihnen als „Zukunftsvorsorge" einreden möchten. Wachstumsfonds, langjährig gebundene Anleihen, riskante Optionen ist nicht, was Sie unter „mündelsicher" und „schnell verfügbar" verstehen.

Sie möchten doch sicher Ihr Geld ohne Risiko angelegt wissen und möglichst jederzeit darauf zugreifen können? Länger als fünf Jahre gebundene Geldanlagen sind daher nichts für Sie.

Viele entscheiden sich immer noch für das gute alte Sparbuch, das in Zeiten niedriger Zinssätze zwar mehr Sicherheit als Geld einbringt. Dafür ist dieses, wenn klug verhandelt wird, im Bedarfsfall schnell verfügbar.

Unser 80-jähriger Lebenskünstler mit den vielen Freundinnen beispielsweise legt etwa die Hälfte seiner Ersparnisse auf Kapitalsparbücher, die maximal fünf Jahre lang gebunden sind. Die zweite Hälfte hält er als einigermaßen „sichere“ Aktien, deren Renditen er vierteljährlich überprüft.

Money Management

Nicht jeder hat einen schönen Polster für seine Pensionsjahre angespart. Sorgfältiger Umgang mit den vorhandenen Mitteln ist daher das Gebot der Stunde, wenn Sie sich nicht an jedem Monatsletzten arm wie eine Kirchenmaus fühlen möchten. Weil Sie glauben, dass Sie sich den Kaffee für den gewohnten Tratsch mit den Freundinnen nicht mehr leisten können.

Ich kenne eine Pensionistin, die sich schon als junge Frau angewöhnt hat, ein Haushaltsbuch zu führen, in dem sie alle Ausgaben penibel aufschreibt. Und zwar getrennt nach Essen/Trinken, Haushalt, Gesundheit/Wellness, Kleidung und Unterhaltung.

Früher musste sie immer wieder nachschauen, bei welcher der von ihr gewählten Position sie über die Stränge gehauen hatte. Heute hat sie die einzelnen Ausgaben längst im Griff, obwohl ihr die Umstellung auf den Euro immer noch Schwierigkeiten bereitet.

Freilich war ihr beim ersten Eingang der ASVG-Pension klar, dass Kreditkartenrechnungen für Anschaffungen zwischendurch nicht mehr gedeckt sein würden. Was hat sie gemacht? Eine Wohnbauanleihe gekauft, deren Zinsen Monat für Monat aufs Pensionskonto überwiesen werden. Und die sind bei Anleihen dieses Typs immer noch bis zu 4 Prozent von der Kapitalertragssteuer (Kest) befreit.

Was tun, wenn das Geld nicht reicht?

Sie werden es nicht glauben: Drei Viertel der heute Über-60jährigen verfügen über ein Haushaltseinkommen von 1450 Euro netto. Ein Viertel davon sogar über knapp 2.000 Euro. Das sind die „Silver Surfers" wie sie von der Werbung genannt und deshalb immer stärker umworben werden.

Was ist mit dem restlichen Viertel, dem es nicht so gut geht? Die eine zu geringe Pension haben, auf Sozialhilfe angewiesen sind und jeden Euro dreimal umdrehen müssen?

Was diese Menschen nicht tun sollten: neidisch auf jene schauen, die sich mehr leisten können. Das vergiftet nur den Alltag und bringt nichts. Stattdessen würde es sich lohnen, darüber nachzudenken, wie man

- die Fixkosten reduzieren
- die Pension aufbessern
- von Gratisangeboten profitieren
- mehr aus seinem Geld machen kann.

Haben Sie schon einmal überlegt, ob Sie ein zweites Auto tatsächlich brauchen. Wenn Sie es abstoßen, sparen Sie einen ganz schönen Betrag an Steuern, Versicherung und Betriebskosten.

Brauchen Sie nach dem Auszug der Kinder immer noch eine Fünf-Zimmerwohnung oder tut's auch ein kleineres Appartement?

Möchten Sie den Zweitwohnsitz beibehalten, obwohl Sie ihn kaum mehr nutzen?

Wenn Sie keine Möglichkeit sehen, die Fixkosten zu reduzieren, dann sollten Sie es machen wie die Angelsachsen, die nie von Sozialleistungen verwöhnt waren. Sie haben sich deshalb auch zu keiner Zeit gescheut, selbst als Siebzigjährige noch ihre Dienste anzubieten: als Einpackerin in den Supermärkten, als Platzanweiserin, als Buchhalterin, als Leihoma. Besonders Talentierte schreiben auch Bücher oder halten Vorträge.

Freilich gilt es etwas zu bedenken: Bei jedem Zusatzverdienst kann die Finanzamtsfalle zuschnappen. Wer nämlich offiziell Geld einstreicht – und das nehmen wir doch an – muss diese Bezüge auch versteuern. Schlimmer noch: tut er/sie es regelmäßig beim selben Auftraggeber, dann interessiert sich in Österreich auch noch die Gebietskrankenkasse für diese dann sozialversicherungspflichtige Tätigkeit.

Wie können Sie also die Pension aufbessern, ohne wieder etwas hergeben zu müssen? Ganz einfach: sich in Naturalien entlohnen lassen. Oder den Tauschhandel pflegen.

Es gibt einen pensionierten Hoteldirektor, der über ein ganzes Netzwerk an Beziehungen verfügte. Mit dem dazugehörigen Know-how veranstaltete er einmal einen *Event* für einen Küchenhersteller. Anstatt des angemessenen Honorars erhielt die Gattin die alte Küche aufgemöbelt.

„WOHNEN FÜR HILFE“

Das Konzept ist ganz einfach: Ältere, meist alleinstehende, Menschen, bieten Gratiswohnraum für Studenten und Studentinnen an. Diese geben dafür Hilfe im täglichen Leben.

Beispiele: Einkäufe, Hilfe im Haushalt, Gartenarbeit, Schneeräumung, Versorgung von Haustieren, Behördenwege u. ä.

Diese von den Unterkunftsgebern bestimmte Hilfe wird in Einheiten bewertet, die auf den „Mietwert“ der Unterkunft angerechnet werden.

Im vorliegenden Beispiel:
1 m^2 Wohnfläche = 1 Stunde Hilfe pro Monat.

So haben beide Seiten das Gefühl, dass sie nicht übervorteilt werden.

Allerdings braucht es eine Vermittlerstelle, wie in Graz das Generationenreferat der Hochschülerschaft. Es spricht aber nichts dagegen, dass sich die Partner (Pensionist – Student) ganz zwanglos finden und absprechen.

Ursprünglich war „Wohnen für Hilfe“ als Beitrag zur Festigung der Generationensolidarität gedacht, um über das Zusammenleben von Jung und Alt Verstehen und Verständnis zu erzeugen. Mittlerweile funktioniert das Modell einfach deshalb, weil es einen offensichtlichen Bedarf stillt.

Haben Sie einen Garten, der gepflegt werden muss? Oder brauchen Sie jemanden, der die Wohnung putzt oder für Sie einkaufen geht? Eine rührige Grazerin hat sich das Modell „Wohnen für Hilfe“ ausgedacht, das allen Beteiligten etwas bringt. Dem Studenten, der sich ein Zimmer nicht leisten kann. Und dem „Vermieter“, der für die Hilfeleistung nichts zahlen muss (siehe Kasten).

Haben Sie schon überlegt, dass auch ein Ehrenamt etwas einbringen kann? Immer mehr Pflegeheime suchen Personal, dem sie zwar nichts zahlen können, dafür aber ein warmes Mittagessen anbieten.

Punkt zwei: **Von Gratisangeboten profitieren:** Es gibt unzählige Veranstaltungen, die nichts kosten. Manche Veranstalter offerieren sogar kleine Happen oder ein ganzes Buffet.

Wie sie von diesen Events erfahren? Sie werden Mitglied in einer Organisation Ihres Interesses, sie geben bei Veranstaltungen die eigene Adresse an. Oder werden von Freunden zu einem Event mitgenommen. Es gibt sogar Menschen, die sich eine einzige Aktie kaufen, die sie berechtigt zur jährlichen Hauptversammlung mit anschließendem Empfang eingeladen zu werden.

Bleibt noch die dritte Möglichkeit: **Mehr aus seinem Geld machen.** Es gibt Menschen, die haben sich nie gescheut, ausschließlich im Ausverkauf ihre Garderobe aufzufrischen. Eine Ersparnis von 50 Prozent ist da locker drin.

Eine interessante Sparmöglichkeit hat übrigens die Lebensmittel-Handelskette Billa geschaffen: Der Slogan „Frisch oder gratis“ hat Pensionisten scharenweise motiviert in Regalen nach abgelaufener Ware zu suchen, die dann ohne Bezahlung nach Hause genommen werden darf.

Das Eigentum zu Geld machen – ein Modell aus dem Ausland

Sie besitzen ein Haus oder eine Wohnung. Eigentum also, auf dem keine Hypothek lastet. Wer sagt, dass Sie es an Ihre Nachkommen vererben müssen oder womöglich gar keine Nachkommen haben?

Britische und amerikanische Finanzierungsgesellschaften haben längst die Zielgruppe 60 bis 95 im Visier und offerieren, was sich hierzulande noch niemand vorstellen kann: bares Geld für den eigenen Besitz. Die in monatlichen Raten oder auf einmal ausbezahlte Summe muss zu Lebenszeiten weder zurückgezahlt werden, noch kann man die Eigentümer aus ihrer belehnten Bleibe vertreiben.

Den Kreditgebern ist es außerdem egal, wofür das zur Verfügung gestellte Geld verwendet wird. Ob zur Renovierung des Hauses oder für eine Weltreise oder einfach als Zubrot für den Lebensabend.

Selbst wenn es Erben gibt, die im Testament bedacht werden, so müssen diese nicht leer ausgehen. Im Gegenteil. Sie können sich ein gutes Stück Erbschaftssteuer ersparen.

Wie? Weil Schulden von der Bemessungsgrundlage für die Erbschaftssteuer abgezogen werden. Wenn die Hypothek, die auf der Immobilie lastet, zu hoch ist, können die Erben immer noch verzichten.

Vermögensweitergabe

Es gibt immer noch Menschen, die meinen, dass sie nur dann von ihren Nachkommen geschätzt werden, wenn sie diesen möglichst viel hinterlassen. Nicht nur das. Sie betonen es auch noch, drohen mit Enterbung, verfassen immer wieder neue Testamente usw. usf.

Ich habe aber immer wieder erlebt, dass diese Menschen

- von ihren Kindern im Stich gelassen wurden
- die eigenen Vermögenswerte Wildfremden vermacht haben und
- den eigenen Nachkommen nach ihrem Ableben alles andere als in lieber Erinnerung geblieben sind.

Ich kenne aber auch Menschen, die es heute ganz anders machen: Sie überschreiben ihr Haus zu Lebzeiten dem Nachwuchs (selbstverständlich mit einem im Grundbuch eingetragenen Wohnrecht auf Lebenszeit) und trennen sich von überschüssigem Baren zu einer Zeit, wo die nachkommende Generation es wie einen Bissen Brot braucht.

Noch vor noch nicht allzu langer Zeit hat der Gesetzgeber eine ausgezeichnete Möglichkeit zum Schenken geschaffen: indem er Besitzer von „schwarzen“ Sparbüchern ungeschoren ließ, wenn diese auf einen offiziellen Besitzer überschrieben wurden. Damit ist es jetzt leider vorbei.

Eines ist allerdings auch heute noch in jedem Fall zu beachten: Der Spender sollte sich ohne jedwede Auflagen von seinem Vermögen trennen. Also, nicht sagen „Ich gebe dir das, wenn du dir dafür nicht ein Sportcabriolet kaufst".

Derartige Auflagen bringen nichts. Ich kenne dagegen einen Fall, wo ein Sparbuch ohne jegliche Auflage weitergegeben wurde. Das Resultat können Sie ahnen: das Geld wurde sorgfältig für die eigene Zukunftssicherung angelegt.

Was können wir daraus lernen? Eine Vermögensübertragung zu Lebzeiten bringt mehr als jede noch so große Zuwendung im Testament.

Wichtig: Wie auch immer Sie Ihren Nachlass regeln – tun Sie es mit einem Notar. Lassen Sie sich beim Aufsetzen des Testaments beraten und dieses von ihm registrieren. Der Laie kann so viele Fehler machen und erreicht dann lediglich, dass sich die Nachkommen in den Haaren liegen und Sie alles andere als eine gute Nachrede haben.

II Bewältigung von größeren Veränderungen und Krankheiten

1 Mit Defiziten und Krankheiten umgehen lernen

Symptome die man beachten sollte – Das Seh-, und Hörvermögen lässt nach – Der Bewegungsapparat streikt – Osteoporose, das neue Altersleiden – Probleme mit der Verdauung und andere Altersleiden – Diabetes lässt sich vermeiden – Inkontinenz in den Griff bekommen – Herz- und Kreislauf: Killer Nummer 1 – Risiko: Schlaganfall – Vom Umgang mit Krebs – Vorsicht beim Medikamentenkonsum!

Das Altern ist notgedrungen auch mit körperlichen Veränderungen verbunden, die zwar teilweise durch Vorbeugungsmaßnahmen verlangsamt bzw. hinausgeschoben werden können, jedoch mit dem Alter zunehmen.

Regelmäßige medizinische Untersuchungen sind daher in späteren Jahren besonders sinnvoll. Sie bringen oft kleinere Beschwerden an den Tag, die leicht zu kurieren sind. Oder größere, die besser früher als zu spät erkannt werden.

Schmerzen können oft seelische Ursachen haben. Man sollte ihnen daher immer auf den Grund gehen.

SYMPTOME, DIE MAN NICHT ÜBERSEHEN SOLLTE

Wann soll man eigentlich einen Arzt aufsuchen, wenn man nicht als Hypochonder gelten möchte? Auf alle Fälle, wenn Sie eines der folgenden Symptome bemerken:

- Anhaltende Heiserkeit oder Husten
- Plötzliche und häufiger auftretende Atemlosigkeit
- Schmerzen in der Brust
- Veränderungen im Stuhlgang, die länger als ein oder zwei Wochen dauern
- Wiederholte Unterleibsschmerzen, Erbrechen oder Schwierigkeiten beim Schlucken
- Schmerzhaftes, häufiges oder unkontrolliertes Wasserlassen
- Unerklärliche Gewichtszu- oder -abnahme
- Übermäßiger Durst
- Appetitlosigkeit
- Schwerhörigkeit
- Schmerzhafte, steife oder geschwollene Gelenke
- Sonstige Schwellungen oder Knoten
- Offensichtliche Veränderungen von Warzen oder Leberflecken
- Halsschmerzen, die nicht abklingen
- Ungewöhnliche Blutungen oder Ausfluss
- Blaue Flecken und Blutergüsse, die nicht durch Verletzungen erklärbar sind
- Schwäche- und Schwindelanfälle, Unbeholfenheit, Zittern oder die Tendenz zu fallen
- Symptome seelischen Ursprungs, die Sie übermäßig beunruhigen (z.B. Angst, Depressionen, Schwermut, Apathie, Verwirrung, verminderte Merkfähigkeit)
- Schmerzende Füße

Wenn Ihnen Hören und Sehen vergeht

Traurig aber wahr: Wie unsere Muskeln und Sehnen lässt auch die Hör- und Sehkraft nach. Die meisten bemerken es am ehesten, wenn sie die Seiten des Telefonbuchs nicht mehr lesen können. Spätestens dann heißt es: eine Brille besorgen.

Nicht alle schaffen es zuzugeben, dass sie eine Sehhilfe brauchen. Die Lösung: Kontaktlinsen.

In der Regel ist jetzt Geduld angesagt. Denn die Gewöhnung braucht Zeit. Wer greift sich schon gerne ins eigene Auge? Und das zweimal am Tag. Einmal in der Früh beim Einsetzen der Linsen. Und einmal am Abend beim Herausnehmen.

Ab dieser Erkenntnis muss jeder für sich entscheiden, ob er das auf sich nehmen will oder nicht. Ob er Eintageslinsen wählt (die er vor dem Schlafengehen entsorgt). Oder ob er sich für eine, nicht gerade billige, Gleitsichtbrille entscheidet, die, wenn randlos, durchaus Glauben macht, dass er/sie so wie eh und je aussieht.

WAS DER ARZT SAGT

„Die Verordnung der ersten Lesebrille sollte unbedingt zum Anlass genommen werden, die Augen auch im Hinblick auf andere Altersveränderungen zu untersuchen und diese Untersuchung bei jeder Brillenkontrolle zu wiederholen."

Univ.-Prof. Dr. **Michael Stur**, Vorstand der Wiener Universitätsaugenklinik

Wie auch immer. Das scharfe Sehen ist noch das geringste Problem.

Ab 40 sollte man alle zwei Jahre die Augen von einem Augenarzt untersuchen lassen. Suchen Sie ihn jedoch ehestmöglich auf, wenn Sie eines der folgenden Symptome bemerken:

- Schmerzen, Rötungen oder Reizung der Augen
- doppelte Sicht
- schwarze Flecken oder dunkle Schatten
- Lichtstrahlen oder farbige Ringe um Lichtquellen oder Gegenstände
- plötzlich auftretendes schlechtes Sehen, oder langsam schlechter werdendes Augenlicht, das durch das Brillentragen nicht besser wird
- bessere Sicht in der Dämmerung als bei Tageslicht
- wenn Sie leicht geblendet werden.

Welche Leiden treten im Alter beim Sehen auf?

Mit dem Alter werden die Muskeln schwächer, die das Auge scharf einstellen und es wird schwieriger, nahe Gegenstände klar zu sehen. Diese Veränderungen der Sehkraft werden Presbyopie oder **Altersweitsichtigkeit** genannt.

Katarakt oder **grauer Star**, ist ein Zustand, bei dem die Linse allmählich trübe und die Sicht dadurch schlechter wird. Bei einem schweren Katarakt kann die schadhafte Linse in einer einfachen Operation entfernt und die Sehkraft durch eine künstliche Linse oder eine Brille wiederhergestellt werden.

Glaukom oder **grüner Star** entsteht durch zunehmenden Druck innerhalb des Augapfels und führt zur totalen Erblindung, wenn er nicht behandelt wird. Es erscheinen Lücken im Gesichtsfeld, vor allem an der Peripherie, und der Betroffene stößt sich dadurch oft an Gegenständen. Das Glaukom kann mit Hilfe von Augentropfen oder wenn nötig durch einen Eingriff behandelt werden, um die Abflusskanäle zu öffnen und Flüssigkeit abfließen zu lassen. Bei den neuesten Operationsverfahren werden unter Lokalanästhesie Laserstrahlen ambulant angewandt.

Diabetes (Zuckerkrankheit) kann zu **Schäden der Netzhaut** (des lichtempfindlichen Teils der Augen) und dadurch zu beeinträchtigter Sehkraft führen. Bei einem gut kontrollierten Diabetes lässt sich die Sehkraft erhalten und vermutlich sogar verbessern. Laserstrahlen können auch hier bei der Behandlung der Schäden erfolgreich sein.

Weiters kann hoher Blutdruck die Retina schädigen und zu einem Verlust der Sehkraft führen. Wird der Blutdruck kontrolliert, so kann eine weitere Verschlechterung der Sehkraft verhindert werden.

Am schlimmsten ist es, wenn die Netzhaut sich ablöst oder gar die **Macula**, das Zentrum des Sehens, degeneriert.

Wichtig: Im Anfangsstadium sind diese altersbedingten Krankheiten nicht mit Sehstörungen verbunden und sie tun auch nicht weh, weshalb diese Erkrankungen des Auges, so warnt Netzhaut-Spezialist Univ. Prof. Dr. Stur, „nur bei regelmäßiger Kontrolle des Augendrucks und einer Untersuchung der Netzhaut rechtzeitig erkannt werden können".

Das ist deshalb so wichtig, weil eine erfolgreiche Behandlung nur dann garantiert werden kann, wenn sie im Frühstadium einsetzt, bevor irreversible Schäden eingetreten sind.

Sie sollten auch nicht warten, bis das Sehfeld sich verengt oder aus geraden Linien krumme werden und Sie nicht mehr so wie früher wahrnehmen können, was sich rechts, links und halbhinten von Ihnen abspielt. Dann sollten Sie vor allem eines nicht machen: So tun, als ob alles in Ordnung ist.

Nicht so wie jener halbblinde Burgenländer, der sich mit 87 Jahren noch ins Auto setzte, ausgerüstet mit einem Pack Geldscheinen. Die drückte er dann immer dem in die Hand, den er gerade gestreift hatte.

HILFEN BEI SEHPROBLEMEN

- Brillen (Bei Bifokalbrillen benötigt man eine gewisse Zeit um sich daran zu gewöhnen)
- Kontaktlinsen
- Künstliche Linsen nach Entfernen des grauen Stars
- Vergrößerungsglas zum Lesen
- Vergrößerungsgerät für Schriftdruck
- Bücher mit großem Druck
- Gute Beleuchtung

Sie merken es schon: Ohne regelmäßigem Besuch beim Augenarzt kommen Sie ab dem 50. Lebensjahr nicht mehr aus.

Ohne einen guten **HNO (Hals-, Nasen- Ohren) Arzt** unter Umständen auch nicht. Dann nämlich, wenn Sie immer öfter nachfragen müssen, weil Sie einen Satz nicht verstanden haben.

HABEN SIE EIN HÖRPROBLEM?

- Menschen in Ihrer Nähe scheinen undeutlich zu sprechen und Sie müssen sie bitten, zu wiederholen, was gerade gesagt wurde
- Bei Geräuschen im Hintergrund (Menschenmenge, Musik) verstehen Sie schlecht, was jemand sagt.
- Sie erhalten Hinweise darauf, dass Sie zu laut sprechen
- Sie hören nicht immer, wenn die Türklingel geht oder das Telefon klingelt
- Ihre Nachbarn beschweren sich häufig darüber, dass bei Ihnen das Radio oder Fernsehen zu laut eingeschaltet ist

Wenn Sie das Gefühl haben, dass Ihr Gehör nicht so gut ist, wie es eigentlich sein sollte, gehen Sie am besten zum HNO-Arzt. Der kann durch eine simple Hörprobe zweierlei Möglichkeiten feststellen:

- Sie hören tatsächlich schlechter als in jungen Jahren (was sich leicht messen lässt).
- Sie hören nach wie vor phantastisch (laut Messung), können aber das Gesprochene nicht wirklich verstehen.

Die bei weitem häufigste Ursache für schlechtes Hören ist **Ohrenschmalz**, das schnell und leicht entfernt werden kann; eine Besserung tritt unmittelbar danach ein.

Wenn Sie plötzlich keine hohen Töne mehr hören können, so ist das bei zunehmendem Alter ganz normal.

Weitere Ursachen für schlechtes Hören: Verletzungen (z.B. ein Loch im Trommelfell), Krankheiten des Mittelohrs (Leitungstaubheit) oder des Innenohrs (Nerventaubheit).

Was ist passiert, wenn Sie angeblich phantastisch hören, aber dennoch nichts verstehen? Die HNO-Ärzte nennen es die **„Cocktail-Taubheit“**. Weil, wie bei einer Cocktail-Party, alle um Sie herum jede Menge Schallwellen produzieren. Diese prasseln dann alle gleichzeitig und von allen Seiten auf Ihr Ohr ein – was vom Gehirn erst verarbeitet werden muss.

Fazit: Nicht Ihr Gehör, sondern Ihr Gehirn, kann die für Sie bestimmten Konversationsbrocken nicht mehr herausfiltern. Es schaltet ab.

Abhilfe: Im gesellschaftlichen Verkehr darauf achten, dass es keine unnötigen Zusatzgeräusche (wie Lautsprecher-Musik) in Ihrer nächsten Umgebung gibt. Oder einfach nachfragen. Mehr können Sie in einem solchen Fall nicht tun.

In jedem Fall lohnt die Abklärung. Und gegebenenfalls die Anschaffung eines professionellen Hörgeräts.

Nun gibt es aber auch die Möglichkeit, dass Sie plötzlich, besonders in Stress-Situationen, mehr hören als sie möchten. Etwa Rauschen, laute Geräusche, Summen, Dröhnen. In einem oder auf beiden Ohren. Ärzte nennen diesen Zustand **Tinnitus** und Sie ahnen gar nicht, wie viele Menschen sich damit herumplagen müssen, ohne dass ihnen geholfen werden kann.

Es gibt zwar hoffnungslos überfüllte Ambulanzen, in denen ein eventuell vorhandener Tinnitus festgestellt werden kann. Am Zustand ändert sich jedoch nichts. Denn in der Behandlung hat es noch nicht wirklich einen Durchbruch gegeben. Am besten Sie hören, wenn es wieder einmal „rauscht“, buchstäblich weg und konzentrieren sich lieber auf gute Musik. Oder Sie begrüßen die unwillkommene Störung einfach als „meinen Tinnitus“. Wenn Sie das lästige Phänomen akzeptieren, können Sie leichter damit leben.

Probleme mit dem Bewegungsapparat

Wer kennt nicht jemanden, der sie nicht hat? 80 Prozent der Menschen leiden oft schon in jungen Jahren an Beschwerden des Bewegungsapparats.

Ab etwa 50 fängt es auf alle Fälle mit den **Füßen** an. Hand aufs Herz: Haben Sie in der Jugend je an Ihre Gehwerkzeuge gedacht? Dass das Fußbett nicht mit zu hohen Absätzen belastet oder in viel zu weichen Laufschuhen alles andere als unterstützt wird?

Die Rechnung kommt spätestens um die 50. Das Fußbett gibt nach. Die Schmerzen werden höllisch. Hühneraugen, die nach innen wachsen, quälen bei jedem Schritt.

Jetzt kann nur eines helfen: Einlagen und orthopädische Schuhe. Es gibt, besonders von italienischen Erzeugern, todschicke Modelle, denen man nicht anmerkt, dass sie eingebaute Fußstützen haben.

Was machen Sie mit einem **Hallux** – der Missbildung der großen Zehe –, der durch den Druck zu spitzer Schuhe, besonders bei Schuhen mit hohen Absätzen, entsteht?

Im Anfangsstadium kann eine simple Massnahme geradezu Wunder wirken: Sie klemmen vor dem Zubettgehen zwischen jede Zehe einen Korken. Noch besser: sie versuchen abwechselnd eine Zehe nach der anderen zu heben. Eine nicht ganz einfache Übung, die auch noch die Konzentration stärkt.

WIE FUSSPROBLEME VERMIEDEN WERDEN KÖNNEN

- Sorgen Sie für gut sitzendes Schuhwerk, das nicht drückt, bequem ist und nicht zu hohe Absätze hat.
- Tragen Sie zu Hause leichte, gut sitzende Schuhe und nicht nur Hausschuhe, die nicht genügend Halt geben (Sturzgefahr), oder gehen Sie barfuß.
- Kräftigen Sie auch Ihre Fußmuskeln durch gezielte Beinübungen.
- Sorgen Sie für saubere Nägel und schneiden Sie diese kurz und gerade ab, um Einwachsungen zu vermeiden.
- Leisten Sie sich eine professionelle Pediküre.
- Lassen Sie Hühneraugen behandeln.
- Waschen Sie Ihre Füße regelmäßig und trocknen Sie diese gut ab, um Fußpilz zu vermeiden.

Nicht vergessen: Auch die Fußnägel und die Fußhaut brauchen mehr Pflege als in jungen Jahren.

Später werden die Fußschmerzen von der nicht mehr wegzuleugnenden Tatsache abgelöst, dass die **Hüfte**, das **Knie** oder die **Schulter** nicht mehr so können wie sie sollten.

Rheuma ist da nur ein Sammelbegriff für Schmerzzustände, die nicht wirklich zu erklären sind. Da es aber rund 400 verschiedene Arten von Rheuma gibt, von denen eine bis zur völligen Zerstörung des Gelenks führen kann, ist eine frühzeitige Abklärung dringend nötig.

Faustregel für die Erkennung eines eventuell vorhandenen Rheumas: Der Schmerz tritt parallel auf. Also, auf beiden Schulter- (Daumen-, Knie- etc) Gelenken.

WAS MAN GEGEN SCHMERZEN TUN KANN

- Achten Sie auf ihr Gewicht. Übergewicht ist eine häufige Ursache von Gelenksbeschwerden
- Trainieren Sie ihre Muskulatur. Gezielte Übungen für die Rückenmuskulatur vermindern Kreuzschmerzen
- Achten Sie auf eine aufrechte Haltung beim Sitzen, Stehen und Gehen
- Eine gute Matratze bzw. geeignete Sitzmöbel vermindern ebenfalls Beschwerden
- Achten Sie auf eine richtige Trag- und Hebetechnik. Überfordern Sie sich nicht
- Behandeln Sie Kopfschmerzen, die von der Halswirbelsäule kommen, mit einer muskulären Entspannungstechnik
- Lassen Sie Schmerzen rechtzeitig medizinisch abklären

Wenn Sie erst festgestellt haben, dass Schmerzmittel nicht mehr ausreichen und womöglich auch noch das Röntgenbild die Diagnose „hoffnungslos kaputtes Gelenk“, **„Coxarthrose“** oder ähnliches, bestätigt, dann werden Chirurgen unweigerlich zur Erneuerung des lädierten Gelenks raten. Besonders dann, wenn Sie – und dafür gibt es leider genügend Beispiele – über eine Krankenhaus-Zusatzversicherung verfügen.

Vergessen Sie es. Es sei denn, Sie lechzen nach einer ruhigen Woche im Spital und einer monatelangen Rekonvaleszenz.

Andernfalls sollten Sie wissen, dass es nie zu spät ist, die Dinge selbst in die Hand zu nehmen. Eine Operation ist halt immer ein Risiko.

Ich kenne eine Joggerin, die auch noch mit über 50 begeistert ihre Runden drehte. Solange bis sie vor Schmerzen die Stiegen auf allen Vieren hinaufkroch. Das Röntgenbild gab Aufschluss über ihren Zustand: beide Hüftgelenke waren arg verschlissen, sodass eine Operation als die einzige Lösung schien.

Die besagte Dame hatte zwar eine Zusatzversicherung, jedoch unheimlich Angst vor einer Operation. Nachdem die in den vorangegangenen Jahrzehnten verkürzten und total verspannten Muskeln rund um die Hüftgelenke durch Infusionen entspannt waren, nahm sie das eigene Aufbautraining selbst in die Hand: mit Hilfe von Krafttraining und einer erfahrenen Therapeutin wurden die Muskeln gedehnt, gestreckt, gestärkt und wieder so aufgebaut, dass sie die angeschlagenen Hüftgelenke stützten. Zwei Jahre später war sie schmerzfrei. Nach fünf Jahren fuhr sie wieder Ski alpin.

Obwohl sich am Röntgenbild nichts geändert hatte, war auch nach zehn Jahren keine Rede mehr von künstlichen Hüftgelenken.

Osteoporose – die neue Alterskrankheit

Bis vor noch gar nicht allzu langer Zeit galt Osteoporose als typische Krankheit der Frau. Der immer tiefer gekrümmte Rundrücken, der Bruch eines Wirbels bei einem Sturz, der hoffnungslos voranschreitende Kalkentzug aus den Knochen.

Mittlerweile wissen wir, dass auch Männer, oft ohne es zu ahnen, von dieser Alterskrankheit bedroht sind. Und sich wundern, wenn sie nach einem Sturz vom Rad womöglich wochenlang im Gipsbett liegen.

Was kann man tun, wenn der Arzt die Diagnose „Osteoporose“ stellt?

Kalzium in noch so hohen Dosen ist entschieden keine Lösung. Besonders bei der Frau, die nach Eintritt der Menopause und dem damit zusammenhängenden Hormonabbau kaum mehr davon profitieren kann.

Medikamente – und davon gibt es immer bessere – sind entschieden eine Alternative. Genauso wie eine Hormonersatztherapie bei der Frau in den Wechseljahren.

Was aber oft übersehen wird ist die Tatsache, dass man selbst am meisten dazu tun kann. Durch Krafttraining, das haben Studien mit Über-60jährigen ergeben, kann die Knochenmasse in zwei Jahren um ein Prozent aufgebaut werden. Ein auf das Leiden zugeschnittenes Osteoporose-Turnen tut ein übriges, um die angestrebte Knochendichte wieder zu erreichen.

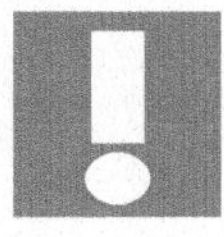

WAS DIE ÄRZTIN SAGT

„Krafttraining mit gezielten Übungen fördert die Knochendichte.“

Prim. Univ.-Prof. Dr. **Elisabeth Preisinger**, Präsidentin der Osteoporose Selbsthilfe Wien

Eine leidenschaftliche Turnerin, damals gerade 60, ahnte nichts von ihrer Krankheit, als sie plötzlich einen Wirbeleinbruch hatte. Dies, obwohl sie nach eigenen Angaben „nie geraucht, nie Alkohol getrunken hat und immer gerne geschwommen ist“. Sie konnte es nicht fassen, dass es nach der Diagnose „Osteoporose“ mit dem Turnen vorbei sein sollte.

Genau das Gegenteil war der Fall. Mit einem maßgeschneiderten Training bildete sich ihr Rundrücken zurück. Mit 82 lebte sie immer noch ihre Lust an der Bewegung und am Leben voll aus.

Warum blieb das neue Volksleiden Osteoporose bei Männern so lange unbemerkt? Immerhin erfasst diese Krankheit bereits 10 bis 20 Prozent der Über-60jährigen.

Für Univ. Prof. Dr. Siegfried Meryn ist die Antwort ganz einfach: „Männer achten weniger auf Beschwerden und Krankheitssymptome“. So kann sich die Osteoporose des Mannes über viele Jahre unbemerkt entwickeln – bis Schmerzen auftreten. Auslösende Ursachen sind vor allem Stoffwechselerkrankungen, wie beispielsweise eine Schilddrüsenüberfunktion, Magendarm- bzw. Lebererkrankungen, Diabetes oder die längerfristige Einnahme von Kortison.

Nicht zu unterschätzen sind laut Meryn auch der übermäßige Nikotin- und Alkoholkonsum, eine falsche Ernährung, Bewegungsmangel und die Abnahme des männlichen Geschlechtshormons Testosteron.

WAS DER ARZT SAGT

> *„Rauchen, Alkohol, falsche Ernährung und Bewegungsmangel beschleunigen den Knochenabbau."*
>
> Univ.-Prof. Dr. **Siegfried Meryn,** Präsident der International Society for Men's Health & Gender (ISMH)

Für beide Geschlechter gilt: Ein Oberschenkelhalsbruch kann im Alter wegen der damit verbundenen erzwungenen Bettlägerigkeit rasch zur Lungenentzündung und, Sie wissen es schon, damit zum Tod führen.

Verdauungsprobleme

Gehören Sie auch zu den unzähligen Frauen, die unter Verstopfung leiden? Besonders im Urlaub und immer dann, wenn ein Ortswechsel oder eine Veränderung im gewohnten Tagesablauf stattfindet?

Prinzipiell gilt: Machen Sie sich keine unnötigen Sorgen, wenn Sie nicht jeden Tag oder zur gleichen Tageszeit regelmäßig Stuhlgang haben. Die Verdauungsgewohnheiten sind von Mensch zu Mensch verschieden, ernährungs- und bewegungsbedingt. Und sie müssen nicht unbedingt regelmäßig sein.

Normal ist alles zwischen dreimal täglich und drei Mal wöchentlich.

Die Verstopfung kommt besonders bei älteren Menschen häufig vor. Ursachen sind die falsche Ernährung, zu wenig Flüssigkeit bzw. ein Mangel an Bewegung.

Leichte Leibschmerzen, Blähungen und Kopfschmerzen sind noch das geringste Problem. Die völlige Verstopfung (Darmverschluss) kann jedoch lebensgefährlich sein und gehört sofort behandelt.

Der mittlerweile durch die Milch/Semmelkur berühmt gewordene Arzt Dr. F. X. Mayr erkannte ganz klar folgenden Zusammenhang: „Die Gifte im Darm sind es, die den Menschen krank, vorzeitig alt und hässlich machen“.

WAS KANN GEGEN VERSTOPFUNG GETAN WERDEN?

- Entleeren Sie Ihren Darm stets, wenn Sie den Drang dazu spüren.
- Trainieren Sie ihn, indem Sie stets nach dem Frühstück (auch ohne Drang) die Toilette aufsuchen.
- Achten Sie auf ausreichend Ballaststoffe in Ihrer täglichen Nahrung (frisches Obst, Gemüse, Vollkornbrot), bei hartnäckigen Fällen auch Leinsamen, Flohsamenschalen oder Braunhirse.
- Trinken Sie ausreichend Flüssigkeit, vor allem wenn es heiß ist.
- Trinken Sie noch mehr (3 Liter täglich), wenn Sie Quellstoffe zu sich nehmen.
- Machen Sie regelmäßig Körperübungen, auch zur Stärkung der Unterleibsmuskulatur.
- Vermeiden Sie Abführmittel.

Genauso unangenehm wie die Verstopfung, aber viel seltener ist der Durchfall. Beeinträchtigt er doch die Lebensführung dadurch, dass man Angst hat, das Haus zu verlassen. In jedem Fall gehört er, wenn er länger andauert, medizinisch abgeklärt.

Häufig sind Durchfälle ernährungsbedingt und haben einen Auslöser, wie etwa eine Nahrungsmittelvergiftung. Es können aber auch die verschiedensten Erkrankungen des Magen-Darmbereiches für eine beschleunigte Entleerung verantwortlich sein.

Montezuma’s Rache kennt wahrscheinlich jeder, der einmal in Mexiko gewesen ist. Auch eine Fahrt auf dem Nil trägt allemal zum Dauerbesuch der Toilette bei.

Altersleiden Schlaflosigkeit

Eines steht fest: Im Alter ändert sich auch das Schlafverhalten. Man braucht nicht mehr so viel Schlaf wie in jungen Jahren.

Woran erkennt man den gesunden Schlaf?

- Keine übermäßigen Einschlafstörungen
- keine Durchschlafstörungen (mindestens 6 Stunden durchgehend)
- kein vorzeitiges Erwachen (zwischen 5 und 7 Uhr früh ist normal)
- der Schlaf ist erholsam und Sie fühlen sich ausgeruht
- kein übermäßiges Schnarchen mit Atmungsaussetzern. Das kann am besten der Partner beurteilen oder die Untersuchung in einem Schlaflabor.

Falls Ihr Schlaf nicht den obigen Kriterien entspricht können folgende Maßnahmen möglicherweise Hilfe bringen:

- Gehen Sie erst schlafen wenn Sie müde sind.
- Zwingen Sie sich nicht zum Einschlafen. Stehen Sie lieber nochmals auf oder lesen Sie ein Buch.
- Vermeiden Sie aufregende Aktivitäten oder Horrorfilme im Fernsehen vor dem Einschlafen. Wählen Sie unterhaltsame Programm, Lachen ist gesund.
- Machen Sie Entspannendes vor dem Schlafengehen (Buch lesen, gute Musik hören).
- Reden Sie nicht über Sorgen und zetteln Sie keine Konflikte an.
- Nehmen Sie schlaffördernde Getränke zu sich (warme Milch mit Honig, Fruchtsaft mit Traubenzucker, Melissen- Baldrian- oder Johanniskrauttee).
- Essen Sie nur Leichtes am Abend, das nicht im Magen liegen bleibt. Vermeiden Sie sehr fette und energiereiche Speisen bzw. solche, die Blähungen verursachen, wie Speckbrot, Eier- und Fleischgerichte, Kohlgemüse, Kraut, Bohnen, Salat. Lieber Brot mit Aufstrich, leichte Suppen, Gemüseeintopf, Kompotte.
- Trinken Sie am Nachmittag keinen Kaffee mehr.
- Meiden Sie ein Zuviel an Alkohol. Er verhindert einen erholsamen Schlaf und verursacht Durchschlafstörungen.
- Wählen Sie am Abend ein unterhaltsames Fernsehprogramm. Lachen ist gesund.

- Verwenden Sie in zu warmen und trockenen Räumen (vor allem im Winter) einen Luftbefeuchter. Auch regelmäßiges kurzzeitiges Lüften kann den Schlaf verbessern.
- Wenn Sie frühzeitiges Erwachen verhindern wollen, versuchen Sie es mit Vorhängen oder Jalousien, die Licht abhalten.
- Rollläden helfen Lärmbelästigung vermeiden.
- Beseitigen Sie störende Geräusche im Schlafzimmer (z.B. eine laut tickende Uhr).
- Kontrollieren Sie, ob Ihre Matratze nicht durchhängt. Das Bett muss bequem sein.
- Vermeiden Sie intensiv duftende Blumen im Schlafzimmer (Lilien, Hyazinthen).
- Sprechen Sie mit Ihrem Arzt über Schlafprobleme. Insbesondere bei vorhandenen Krankheiten.

Machen Sie sich vor allem keine Sorgen, wenn es nicht mehr mit dem klassischen 8-Stunden Schönheitsschlaf klappt. Maximal sechs Stunden, das haben Schlafforscher herausgefunden, sind für Über-50jährige mehr als genug. Später genügen auch drei Stunden Schlaf in der Nacht, wenn es zusätzlich ein kleines Nickerchen am Nachmittag gibt.

Was von Mitbewohnern nicht immer geschätzt wird: Ältere Personen können auch Schlafgewohnheiten entwickeln, durch die sich andere Mitglieder des Haushalts gestört fühlen. Sie stehen zum Beispiel mitten in der Nacht oder vor Tagesanbruch auf, um Tee zu kochen, zünden das Licht an oder nehmen ein Bad.

Wenn dies der Fall ist, sollten Sie nach den Ursachen suchen und versuchen, diese zu beseitigen.

DIE HÄUFIGSTEN GRÜNDE FÜR SCHLAFSTÖRUNGEN

- Ungenügende körperliche und geistige Beschäftigung am Tag, sodass der Betreffende nicht müde genug ist, um nachts zu schlafen.
- Mehrere kurze Schläfchen am Tag.
- Angstzustände oder Depressionen (mit Schwierigkeiten beim Einschlafen oder zu frühes Aufwachen

oder beides). Hier sollte man einen Arzt zu Rate ziehen.

- Ein unbequemes Bett oder ein unter- oder überheiztes Schlafzimmer.
- Ein körperliches Problem oder Schmerzen, die den Schlaf stören, wie beispielsweise Magenschmerzen, Schmerzen in den Gelenken, Kurzatmigkeit.
- Zu späte Nahrungsaufnahme bzw. Hunger.
- Unbehagen auf Grund von Verstopfung, falscher Ernährung, vor allem ein Mangel an Ballaststoffen und Flüssigkeit.
- Aufstehen müssen, um auf die Toilette zu gehen. Immer dann, wenn der ältere Mensch abends zu spät noch etwas trinkt und vor dem Einschlafen nicht mehr auf die Toilette geht. Vorsicht: der Harndrang in der Nacht kann auch eine medizinische Ursache haben (z. B. eine Blasenentzündung, oder eine vergrößerte Prostata). Weiters können harntreibende Medikamente (zur Behandlung von Herzkrankheiten) daran schuld sein.
- Verwechslung von Tag und Nacht im Rahmen einer Demenzerkrankung.

Altersdiabetes

Schon Heinrich VIII. litt daran. Geschwüre an den Beinen und zahlreiche Schlaganfälle lassen Historiker heute auf eine unbehandelte Diabetes-Erkrankung tippen. Und wer sich den einstigen Herrscher von England bildlich vorstellt weiß, dass dieser schwer übergewichtig war.

Ein Zuviel an Körpergewicht ist auch der Hauptgrund, warum heute immer mehr Menschen an Diabetes II – dem sogenannten „Altersdiabetes" – leiden. Was viele noch nicht glauben können: Wenn Sie Ihre Essgewohnheiten umstellen, sich viel bewegen und mit dem Rauchen aufhören, dann kann diese Revision des persönlichen Lebensstils schon zum Erfolg führen. Tut sie es nicht, wird ein gewissenhafter Arzt erst dann mit der medikamentösen Therapie beginnen.

Was viele nicht wissen: Gerade beim älteren Menschen gibt es jede Menge Begleiterkrankungen, die sehr gefährlich sein können, weil sie das Risiko für Herzinfarkt oder Schlaganfall dramatisch erhöhen. So leiden beispielsweise 70 bis 80 Prozent der Patienten mit Typ 2-Diabetes unter Bluthochdruck. In Kombination mit Diabetes ist die Gefahr einer Herz-Kreislauf-Erkrankung dann mehr als doppelt so hoch.

Wichtig: Da der Diabetes im Alter häufig zunächst kaum oder sogar keine Krankheitsanzeichen hat, wird er in vielen Fällen erst spät und dann auch nur zufällig entdeckt. Daher sollten Menschen über 50 regelmäßig ihren Blutzucker messen lassen. Den entsprechenden Test gibt es in der Apotheke.

Noch besser: Sie gehen regelmäßig zur Vorsorgeuntersuchung.

Hilfe, ich bin inkontinent!

Haben Sie gewusst, dass das Thema „Inkontinenz" in reiferen Jahren ebenfalls nicht nur die Frauen angeht? Dachten Sie, dass dieser peinliche Zustand nur durch eine Operation zu beheben ist?

Falsch, sagt der österreichische „Inkontinenzpapst", Univ. Prof. Dr. Helmut Madersbacher. Durch Beckenbodengymnastik, ein gewissenhaftes Toilettentraining und allenfalls durch Medikamente und Hormone ist das Leiden, auch wenn es bereits ausgebrochen ist, in den Griff zu bekommen.

Man muss allerdings wissen: Wenn jemand alle fünf Minuten auf die Toilette muss, so kann dies mehrere Ursachen haben:

- Eine **schwache Beckenbodenmuskulatur**, wie sie Frauen oft nach Geburten haben. Diese Muskeln lassen sich trainieren: indem der Schließmuskel beim Sitzen, Stiegen steigen und immer wenn man daran denkt, einfach fest zusammengezogen wird (Beckenbodengymnastik).
- **Hormonmangel**. Die Blase wird, bedingt durch die Wechseljahre, dünner und undichter. Dies kann durch Medikamente leicht behoben werden.
- **Falsche Befehle** vom Gehirn. Die Blase entleert sich noch bevor die Toilette erreicht ist. Tipp: Die Blase trainieren, indem man in einem solchen Fall ruhig sitzen/stehen bleibt, bis der Drang nachlässt (Reizblase, Dranginkontinenz).

Gut zu wissen: Heute leiden bereits 10 Prozent aller 60-jährigen und 40 Prozent aller 80-jährigen Männer unter einer Vergrößerung der Prostata, was zu häufigem Urinieren und schließlich zur Inkontinenz führen kann. Urin rinnt ständig aus der durch die Blockierung vollen und ausgedehnten Blase.

Natürlich können auch krankhafte Veränderungen wie eine Harnwegsinfektion, die Parkinsonsche Erkrankung, Schlaganfall oder die multiple Sklerose zum Reizblasensyndrom und zur Dranginkontinenz führen. Psychologen kennen auch die sogenannte „Psychologische Inkontinenz", die aus Trägheit entsteht, wenn der ältere Mensch den Weg zur Toilette schwierig oder dieselbe unbequem findet, bzw. in geistiger Verwirrung die Aufmerksamkeit auf sich zu lenken versucht.

Wie äußert sich dieses Leiden, über das man nicht gerne spricht, weshalb so viele Menschen in die Einsamkeit schlittern? Man verliert beim Husten, Niesen oder beim Sport „einige Tropfen". Das ist Alarmstufe 1, bei der Sie einen Arzt konsultieren sollten. Anstatt sich mit immer dickeren Vorlagen einzudecken.

WAS DER UROLOGE SAGT

„Altersbedingte Veränderungen in der Harnblase machen sie leichter erregbar, sodass schon bei kleineren Füllmengen heftiger Harndrang auftritt, der zur Blasenentleerung zwingt."

Univ.-Prof. Dr. **Helmut Madersbacher**, Vorsitzender der Medizinischen Gesellschaft für Inkontinenzhilfe Österreich

Sollte man weniger trinken, um einen häufigen Besuch der Toilette zu vermeiden? Nur ja nicht. Denn eine zu geringe Flüssigkeitszufuhr kann nämlich gerade beim älteren Menschen sehr schnell zur Austrocknung, zu Verwirrtheitszuständen, Halluzinationen und Krampfanfällen bis zum Koma führen.

Die **Stuhlinkontinenz** kommt Gott sei Dank nicht so häufig vor wie das nicht gewollte Harn lassen. Schuld daran sind meist Probleme mit dem Schließmuskel, die vor allem durch das Training der Schließmuskukatur (gezieltes Anspannen und Entspannen) behoben werden können.

Schlimmer ist es, wenn, wie bei der Demenz, die Kontrolle wegfällt. Hier helfen nur medizinische und pflegerische Maßnahmen.

Leider traurig, aber wahr: je länger wir leben, umso häufiger bekommen wir es mit Herz- und Kreislaufproblemen zu tun.

Herz/Kreislaufversagen – die häufigste Todesursache

Immerhin sterben mehr als die Hälfte aller Menschen, weil Herz und Kreislauf versagen, wobei bei den Über-65jährigen die Frauen überwiegen.

In den letzten 40 Jahren hat sich die Anzahl der Todesfälle durch einen Herzinfarkt versechsfacht. Die Zahl jener Patienten, die eine Herztransplantation brauchen werden, wird – das haben Experten herausgefunden – in den nächsten 20 Jahren dramatisch ansteigen.

Die Risikofaktoren stehen längst fest

- Übergewicht
- erhöhte Triglycerid-Werte (das „böse“ LDL-Cholesterin) und ein niedriger HDL-Wert (das „gute“ Cholesterin)
- Bluthochdruck
- erhöhte Blutzuckerwerte (Diabetes)
- Rauchen
- Wechseljahre

Hand aufs Herz: Kennen Sie eigentlich Ihre Cholesterin-Werte? 54 Prozent aller in einer Studie Befragten wussten nämlich nicht, dass es mehr als ein Cholesterin gibt und dass das „gute“ das „böse“ Cholesterin aufwiegen kann.

Wie das geht? Während sich das überschüssige „böse“ LDL an die Wände der Blutgefäße anlagert und dort sogenannte *Plaques* ablagert, was schlussendlich zur gefürchteten Arteriosklerose führt, transportiert das „gute“ HDL nicht benötigtes Cholesterin zurück zur Leber, wo es in Gallensäure umgebaut und über den Darm ausgeschieden wird.

Wie kommt man zum begehrten hohen HDL-Wert? Ganz einfach: sich viel bewegen, Sport betreiben und vor allem abnehmen und, falls das ein Thema ist, mit dem Rauchen aufhören.

WAS DIE SOZIALMEDIZINERIN SAGT

„Es genügt nicht, sein Gesamtcholesterin zu kennen, um zu wissen, ob ein erhöhtes Risiko für einen Schlaganfall oder eine Herzerkrankung besteht. Selbst Werte über 200 bedeuten noch keine Katastrophe, wenn das LDL nicht zu hoch und das HDL dafür besonders hoch ist."

Univ.-Prof. Dr. **Anita Rieder**

Wer meint, dass er sich Grünfutter fünf Mal am Tag und „gesunde" Kost überhaupt nicht antun möchte, kann immer noch warten, bis ihm der Internist einen Bypass (oder deren mehrere) anrät. Auch gibt es dann noch die Herztransplantation, bei der Österreich übrigens führend ist.

WIEVIEL CHOLESTERIN IST NORMAL?

Derzeit gelten in Österreich die folgenden Richtlinien:*

	Erwachsene	Bei Gefäßleiden oder nach Herzinfarkt
Gesamt-Cholesterin	200	160
LDL-Cholesterin	130	100
HDL-Cholesterin	>50	>50

* Quelle: Cholesterin-Konsensus 10/2002

Für einige ist es gar nicht so schwer den inneren Schweinehund zu überwinden. Besonders wenn einer im Bekanntenkreis hört, dass einer der Freunde plötzlich tot umgefallen oder am Schreibtisch zusammengesackt ist. Oder man durchlebt selbst eine Höllenangst, weil es heisst, man soll einen Bypass bekommen.

Der Grund für die Angst liegt auf der Hand: etliche wachen auf und hören, dass nicht eine, sondern fünf dieser lebensrettenden Umgehungen der eigenen verstopften Arterien nötig gewesen sind. Oder sie wachen überhaupt nicht mehr auf.

4 STRATEGIEN GEGEN DEN HERZINFARKT*

- Nicht rauchen
- mindestens 30 Minuten am Tag körperliche Aktivität
- Normalgewicht erreichen, Gewicht halten und Bauchumfang reduzieren
- viel Obst und Gemüse, Getreideprodukte und fettarme Milchprodukte auf den täglichen Speiseplan

* Presseaussendung Projekt „Herz für Wien“ zum Weltherztag

Überzeugt? Dann würde ich mir doch gleich morgen eine der appetitanregenden Anti-Aging-Diäten aus Kapitel 4 aussuchen.

Schlaganfall

Das Heimtückische daran: er kommt ganz heimlich und er tut nicht weh.

Meist fällt der Umgebung auf, dass der Mensch sich irgendwie seltsam benimmt oder lallt. Eine Hand hängen lässt oder sich sonstwie eigenartig verhält.

Der Betroffene selbst verspürt höchstens ein kribbliges Gefühl, ihm wird schwindlig und übel. Die Sicht ist verschwommen. Manchmal verliert er das Bewusstsein.

Was ist passiert? Es ist eine innere Blutung (Hämorrhagie) oder ein Blutgerinnsel in einer Arterie (Thrombose) aufgetreten, die das Gehirn geschädigt hat. Meist auf einer Seite, sodass auf der entgegengesetzten Körperseite Arm, Bein oder Gesichtshälfte gelähmt sind.

Jetzt herrscht Alarmstufe drei. Wenn es gelingt, den Patienten sofort in ein Krankenhaus, besser in eine hiefür eingerichtete Spezialabteilung („stroke unit“) zu bringen, so kann das Schlimmste verhindert werden. Andernfalls muss mit einer langen Rehabilitation, einem Leben im Rollstuhl oder noch Ärgerem gerechnet werden.

WIE KANN EIN SCHLAGANFALL ERKANNT WERDEN?

- Lähmung: Es ist unmöglich, bewusst bestimmte Bewegungen durchzuführen, wie zum Beispiel einen Arm zu heben oder einen Gegenstand mit der nicht gelähmten Extremität zu fassen
- totaler Sprachverlust und Wortblindheit, d. h. die Unfähigkeit, Wörter zu bilden und/oder Mündliches und Schriftliches zu verstehen
- der Patient ist unfähig Wörter in die richtige Reihenfolge zu bringen, sich an die Namen gewisser Dinge zu erinnern, oder das, was gesagt wird, zu verstehen
- Wörter können nur schwer artikuliert werden, die Aussprache ist undeutlich
- Gedächtnisverlust
- Konzentrationsschwäche
- Unfähigkeit, auch nur kleinere Entscheidungen zu treffen und seine Gefühle zu kontrollieren
- unpassende Gefühlsreaktionen (Lachen und Weinen sind möglicherweise vertauscht)
- Änderungen der Persönlichkeit (z. B. Gereiztheit und Egoismus)
- Depression
- die Ablehnung des gelähmten Körperglieds, vor allem, wenn es gefühllos ist. Der Betroffene bestreitet möglicherweise, dass es zu ihm gehört, weigert sich, es anzusehen oder versucht sogar, es aus dem Bett zu werfen

Wenn das akute Stadium des Schlaganfalls vorbei ist, sollte möglichst bald mit der **Rehabilitation** begonnen werden. Je kürzer das Intervall zwischen

Erkrankung und Therapiebeginn umso besser sind die Chancen für eine Wiederherstellung. Ziel ist es, das Leben des Menschen so aktiv und normal wie möglich zu gestalten. Die Wiederherstellung der Funktionsfähigkeit kann ein Jahr oder länger dauern.

Die Rehabilitation ist anstrengend und umfasst die folgenden Bereiche:

- Physiotherapie, um die betroffenen Muskeln wieder zu schulen und zu stärken, bzw. die Beweglichkeit wiederherzustellen
- Ergotherapie zum Wiedererlernen alltäglicher Tätigkeiten
- Logopädie (Sprachtherapie) zur Wiederherstellung der Sprache
- Neuropsychologie zum Training der Hirnleistung, manchmal auch mittels Computer

Ist keine weitere Genesung zu erwarten, besteht der nächste Schritt darin, dass der Patient ein so normales Leben wie nur möglich führt und vor allem lernt, mit den Behinderungen zu leben.

Ein prominenter Kommunalpolitiker wurde mitten in der Karriere ein Schlaganfall-Patient. Der Mann hatte Glück: Er geriet an eine Physiotherapeutin, die ihn in mühevoller Körperarbeit durch Stimulierung seiner Hirnzellen zwei Jahre lang beibrachte, wie er sich wieder selbständig anziehen und seine Sprache wiederfinden konnte.

Jede Rehabilitation ist normalerweise nach dem ersten Jahr beendet. Auch wenn dann noch Restbehinderungen weiter bestehen, sollte der Betroffene eines Schlaganfalls ermuntert werden, sich nicht länger als Patient oder gar Invalider zu betrachten, sondern als normaler Mensch, der nur nicht in der Lage ist, bestimmte Dinge zu tun.

Wenn der Patient nach der Rehabilitation wieder zu Hause ist, sollte natürlich weiter geübt werden. Holen Sie sich als Angehöriger oder Erkrankter hier die entsprechenden Informationen von den behandelnden Personen.

Es kann für einen älteren Menschen eine große psychologische Hürde bedeuten, nach einem Schlaganfall wieder aufzustehen und umherzugehen, denn er hat oft Angst, nicht stehen zu können oder zu fallen. Sie brauchen daher viel Zeit und Geduld, um ihn jeden Morgen zu überreden, das Bett zu verlassen.

Wichtig für Angehörige eines Schlaganfallpatienten: Wenn Sie sich überfordert fühlen, beanspruchen Sie unbedingt sofort die Hilfe mobiler Dienste (Krankenpflege, Heimhilfe)

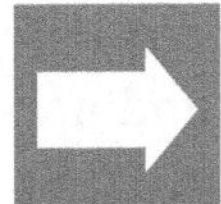

HILFEN FÜR SCHLAGANFALL-PATIENTEN

- Krücken bzw. ein Vier- oder Dreipunktstock geben Halt beim Gehen
- Gehgestell mit oder ohne Räder, manchmal auch mit Sitz
- Rollstuhl (nur mit einer Hand zu bewegen, bzw. mit Motor)
- Zange, um etwas vom Boden aufzuheben
- verschiedene Hilfen beim Essen, für die Toilette beim Anziehen etc.
- diverse Veränderungen in der Wohnumgebung (Rampe für Rollstuhl, Beseitigung von Stolperfallen etc.)
- Notfall- oder Mobiltelefon
- Pflegeutensilien

Dasselbe gilt für das wahrscheinlich größte Übel unserer Zeit, das Betroffene wie Angehörige in der Regel unerwartet trifft und zu der bangen Frage führt:

Ist Krebs vermeidbar?

Keiner weiß wirklich, warum ein gerade noch gesunder Mensch plötzlich mit der Diagnose „Krebs“ konfrontiert ist. Was wir wissen – und das ist durch Studien in neun europäischen Staaten belegt – dass nicht nur die Gene daran schuld sind, sondern dass sich jede zweite Krebserkrankung durch die Beachtung von zwei Faktoren vermeiden ließe:

- Gesunde Ernährung (kein fettes Essen, viel Gemüse, Obst, Salat, wenig Fleisch)
- ein gesunder Lebensstil (viel Bewegung, nicht rauchen, wenig Alkohol)

Besonderer Stellenwert kommt dabei der Vorsorge zu. Denn ein im Frühstadium erkannter und sofort behandelter Krebs hat nachweislich wesentlich höhere Heilungschancen. Deshalb lohnt es sich, die zahlreich aufliegenden Informationen über Selbsttests einzuholen und bei Verdacht sofort den Arzt aufzusuchen.

WAS DER ARZT SAGT

> *„Der Krebs, in einem frühen Stadium erkannt, ist heute zu einem hohen Prozentsatz heilbar."*
>
> Univ.-Prof. Hofrat Dr. **Anton Neumayr**, Ärzte-Doyen und Kreisky-Hausarzt

Beim Killer Nummer eins, dem **Dickdarmkrebs**, stehen die Chancen sogar besonders gut. Denn dank ausgezeichneter Vorsorgemöglichkeiten zur Erkennung im Frühstadium (Koloskopie nach dem 50. Lebensjahr, Test auf Blut im Stuhl) kann er entsprechend früh behandelt werden, ohne dass Metastasen entstehen.

Dasselbe gilt für den **Gebärmutterhalskrebs** bei Frauen (PAP-Test), der genauso leicht in den Griff zu bekommen ist wie der **Prostatakrebs** beim Mann (PSA-Test).

Das **Lungenkarzinom** hingegen, das bei Männern der Killer Nummer 1 ist, kann nur eines verhindern helfen und das kann nicht oft genug gesagt werden: mit dem Rauchen aufhören.

Weltweit ist der Lungenkrebs bei Männern die häufigste, bei Frauen die zweithäufigste Krebserkrankung. Die meisten Patienten erkranken zwischen dem 55. und dem 65. Lebensjahr. Seit Mitte der 80er Jahre sinkt bei Männern die Anzahl der Betroffenen leicht ab, bei Frauen steigt sie stetig an. Was für Ärzte angesichts der steigenden Rauchgewohnheiten des schwachen Geschlechts nicht weiter verwunderlich ist.

Wenn Sie die in den Medien immer häufiger publizierten Verhaltensregeln in der Sonne lesen, ist es vermutlich schon zu spät. Auf Grund von Sonnenbränden und Vorschäden über Jahrzehnte müssen Menschen ab dem 60. Lebensjahr eher früher als später mit der Diagnose **Hautkrebs** rechnen.

Die gute Nachricht: Rechtzeitig erkannt ist der Hautkrebs fast zu 100 Prozent heilbar. Eine monatliche Selbstkontrolle des eigenen Körpers vom Kopf bis zwischen die Zehen ist daher angesagt. Besonders wenn Sie zu Leberflecken und Muttermalen neigen, sowie eine helle Haut, blonde oder rote Haare und helle Augen haben. Eine auffällige Hautveränderung sollte dann möglichst umgehend vom Hautarzt begutachtet werden.

HAUTKREBS

Die ABCD Regel für den Selbsttest

Pigmentmale sollten nach dieser Vorgabe regelmäßig überprüft werden.

A wie Asymmetrie. Ein Mal hat eine unregelmäßige Form.
B wie Begrenzung. An den Rändern scheint das Pigmentmal auszulaufen, es ist uneben, rau und zackig.
C wie Colour (Farbe). Das Mal ist an einigen Stellen heller oder dunkler.
D wie Durchmesser. Mehr als 2 mm bedeuten Alarmstufe!

Es versteht sich von selbst: Mit einem einmal festgestellten Hautkrebs ist es mit dem Sonnenbaden freilich vorbei. Es wäre dumm es wie jener Mann zu machen, der sich nach einem Karibikurlaub die Krebszellen aus dem Gesicht schneiden ließ und im Jahr darauf wieder in die Tropen fuhr. Und das immer wieder.

Natürlich bezieht sich das oben Beschriebene nur auf die häufigsten Krebsarten. Für jedwede Diagnose gilt jedoch: nicht den Kopf in den Sand stecken, nicht die Nerven verlieren und vor allem nicht sich weigern, zum Arzt zu gehen, weil „der könnte ja etwas finden“. Denn:

Je früher therapiert wird, desto größer sind die Heilungschancen!

Und wenn Sie nicht der eigenen Gesundheit wegen bei jedem Verdachtsmoment sofort den Arzt aufsuchen, dann sollten Sie es wenigstens dem

Partner/in und der Familie zuliebe tun. Schließlich ist deren Leben im Falle des Falles nahezu ebenso stark beeinträchtigt wie das Ihre.

Es empfiehlt sich, die Diagnose von einem zweiten Arzt bestätigen zu lassen.

Wussten Sie übrigens, dass es nahezu für jede Krebsart und jedes Leiden eine eigens gegründete Selbsthilfegruppe gibt? Das sind Laien, die alles bereits durchgemacht haben, selbst oder mit nahen Angehörigen und daher oft besser mit Rat und Tat weiterhelfen können als ein Arzt. Sie haben auch mehr Zeit dazu.

Anstatt das Unangenehme zu verdrängen, kann es auch hilfreich sein, Antworten auf Ihre Fragen aus dem Internet abzurufen. Krebshilfeorganisationen und Pharmafirmen halten dort die neuesten Erkenntnisse bereit, die eigens für den medizinischen Laien aufbereitet wurden. Einfach den Suchbegriff im Internet eingeben und mit etwas Glück finden Sie auch einen *Chatroom*, in dem Betroffene ihre Erfahrungen austauschen können.

Was ist bei der Medikamenteneinnahme zu beachten?

Alte Menschen zählen zu den Hauptkonsumenten von Medikamenten. Viele dieser Substanzen sind wichtig und zur Therapie von Krankheiten unbedingt notwendig. Medikamente, die der Arzt verordnet, sollten deshalb regelmäßig in der vorgegebenen Dosis auch eingenommen werden.

Oft greifen gerade ältere Menschen gerne zur Selbstmedikation. Das Medikament der Nachbarin oder des Partners wird ausprobiert, weil es dieser Person geholfen hat. Eine solche „Eigentherapie" birgt jedoch viele Gefahren.

Vor allem Schmerzmittel, Schlafmittel und Beruhigungsmittel sind in späteren Jahren mit Vorbehalt zu betrachten. Sie erhöhen das Sturzrisiko, vor allem am Morgen und haben ein hohes Suchtpotential.

Vorsicht bei Medikamenten zur Entwässerung: Ein zu starker Flüssigkeitsverlust kann zu Verwirrtheit und Desorientiertheit führen! Die Umgebung denkt dann womöglich: „Jetzt hat er/sie den Verstand verloren!"

Wussten Sie, dass die **Kombination verschiedener Medikamente** zu Wechselwirkungen im Sinne einer Verstärkung oder Verminderung der Wirkung führen kann?

Auch **pflanzliche Substanzen** haben, obwohl ein solches Medikament aus der Natur kommt, bisweilen ganz fatale Nebenwirkungen. Fragen Sie deshalb vor der Einnahme stets Ihren Arzt oder Apotheker und informieren Sie ihn auch über alle Medikamente, die Sie sonst noch einnehmen. Moderne Apotheker haben übrigens schon Datenbanken eingerichtet, sodass der Kunde bei jedem Besuch in seiner Apotheke mit einer individuellen Beratung rechnen kann.

Es ist nicht ungewöhnlich, dass Patienten mit einem riesigen Sack voll Medikamenten in ein Krankenhaus oder Pflegeheim kommen. Fragt man sie dann, ob sie das auch alles einnehmen, dann stellt sich heraus, dass es sich um einen gehorteten Medikamentenvorrat handelt. Für alle Eventualitäten, wobei die behandelnden Hausärzte oft gar nicht wussten, dass die vor zwei Jahren verordneten und längst abgelaufenen Arzneien womöglich immer noch konsumiert wurden.

Das **Ablaufdatum** der Medikamente ist überaus wichtig. Überprüfen Sie es regelmäßig und entsorgen Sie alte Medikamente in der Apotheke oder als Sondermüll.

Selbstverordnete **Homöopathie-Mittel** können durchaus schädlich sein. Auch hier gilt: Nur wenn ein Fachmann es verschrieben hat, ist es auch die richtige Substanz. Auch wenn man sich die Wirkung nur einbildet.

2 Wenn der geistige Verfall einsetzt

Depressionen müssen behandelt werden – Ängste gehören zum Altern – Hilfe, mein Partner hat sich verändert – Mit Demenz und Alzheimer fertig werden – Was Sie über Parkinson wissen sollten

Es ist eine traurige Tatsache: Depressionen nehmen im Alter häufig zu und führen in weiterer Folge zu Vereinsamung und Isolation. Wenn sie nicht rechtzeitig erkannt und behandelt werden, beeinflussen sie überdies die geistige Leistungsfähigkeit und täuschen oft eine nicht vorhandene Demenz vor.

Wie die Altersdepression überwunden werden kann

Während etwa nach dem Verlust des Lebenspartners eine depressive Stimmungslage ganz natürlich ist, sollte der grundlose Verlust der Lebensfreude nachdenklich stimmen. Denn nicht selten – und unbemerkt durch die Umgebung – kann eine Depression in Selbstmord enden.

Eine 75jährige Juwelierin, die zuerst ihren Mann und ein paar Jahre später ihre Tochter verloren hatte, stürzte sich nach deren Begräbnis in den Lichthof. Das Leben erschien ihr sinnlos. Keiner im Haus hatte bemerkt, wie es um sie stand.

Wichtig: Die Depression ist eine Krankheit, die in die Hand des Arztes gehört und behandelt werden muss.

Die Ursache für eine Depression liegt einerseits in chemischen Veränderungen des Gehirns, wird aber andererseits durch externe Faktoren (Verluste, körperliche Krankheiten) und eigene Denkmuster (negatives Denken) ausgelöst.

SYMPTOME EINER DEPRESSION

- Plötzliches Weinen
- das Gefühl, das Leben sei farblos und ohne Freude
- Lustlosigkeit
- ständiges Gefühl von Überforderung
- Schlaflosigkeit (vor allem sehr frühes Aufwachen)
- ständige Müdigkeit
- Verlust von Appetit oder sexuellen Gefühlen
- Angst vor Dingen, über die man sich früher keine Sorgen gemacht hätte
- das Gefühl, überflüssig zu sein
- übertriebene Selbstkritik
- negative Gedanken
- ein geringes Selbstwertgefühl
- wiederholte Selbstmordgedanken
- Konzentrations- und Gedächtnisstörungen

Wie erkennt der Laie eine Depression?

Hauptsymptome für eine Depression sind so genannte **„Losigkeits“** gefühle, wie Lust**losigkeit**, Antriebs**losigkeit**, Schlaf**losigkeit**, Appetit**losigkeit**.

Meist gehen damit auch Veränderungen im Alltag einher. Beispielsweise die Aufgabe von Hobbies, von sozialen Kontakten, eine Vernachlässigung des eigenen Äußeren oder eine Gewichtsabnahme. Beim Auftreten solcher Symptome sollte sofort der Hausarzt bzw. ein Facharzt für Psychiatrie oder Neurologie aufgesucht werden. Im Idealfall kooperiert dieser bestens mit einem Psychologen bzw. Psychotherapeuten.

Die gute Nachricht: Eine Depression ist heilbar. Je früher ein Arzt aufgesucht wird, desto bessser. So wird vermieden, dass die Depression stärker oder sogar chronisch wird und dann viel schwieriger zu behandeln ist. Ganz falsch wäre es, eine Depression mit dem Altwerden gleichzusetzen oder gar mit einer Demenz zu verwechseln.

DIE HÄUFIGSTEN URSACHEN FÜR DEPRESSIONEN IM ALTER

- **Externe Faktoren** wie Verlusterlebnisse, ein Trauerfall, eine körperliche oder geistige Krankheit oder eine sonstige Belastung.
- **Endogene Faktoren**, wie Veränderung der Neurotransmitter, vor allem des Serotonins, im Gehirn.
- **Psychische Faktoren**, wie das Gefühl, von anderen Menschen abhängig zu werden, vor allem, wenn man daran gewöhnt ist, selbständig zu leben und für andere zu sorgen, nicht mehr gebraucht zu werden oder die verschiedensten externen Veränderungen nicht mehr verarbeiten zu können.
- **Medikamente** (Schlafmittel) und Krankheiten (Demenz) als Auslöser von Depressionen.

Als Behandlungsmöglichkeiten bieten sich an:

- Moderne **Antidepressiva**, wobei die neuen Substanzen direkt jene Stoffe im Gehirn beeinflussen (Neurotransmitter Serotonin, Noradrenalin), die für die Stimmung und den Antrieb mitverantwortlich sind.

- **Johanniskrautpräparate** (Vorsicht vor der Sonne – die Haut wird lichtempfinglich!)
- Eine **Gesprächs(Psycho)therapie**, bei der die Ursachen der Depression erkundet und Möglichkeiten zur Bewältigung gefunden werden.

Eine besondere und recht harmlose Form der Depression tritt im Winter auf, wenn der Himmel grau und das Licht fahl wird. Fachleute nennen sie die Winterdepression. Sie kann erfolgreich mit der Lichttherapie behandelt werden, bei der ein Patient täglich ein bis zwei Stunden vor einer etwa 2.500 Lux starken Lichtquelle sitzt (fünfmal stärker als die normale Zimmerbeleuchtung).

Ein solches Gerät für zu Hause ist schon recht preiswert im Elektromarkt erhältlich. Die Erfolgsrate beträgt 70 bis 80 Prozent.

Schwieriger ist da schon der

Umgang mit Angstzuständen

Die Angst hilft uns, zu überleben. Sie ist eine wichtige Voraussetzung um Gefahrenmomente zu erkennen und entsprechend zu handeln. Krankhaft wird die Angst erst, wenn sie in keiner Relation zur Ursache steht.

Ältere Menschen sind, wie Sie sicher schon bemerkt haben, besonders ängstlich. Sie fürchten sich oft vor Gefahren, die noch gar nicht eingetreten sind oder nie passieren werden. In höherem Alter kann es sogar zu Angstzuständen kommen, aus denen sich der Betroffene selbst kaum mehr befreien kann.

Wussten Sie, dass selbst Wetterumschwünge, Schwankungen im Hormonhaushalt und Alkoholkonsum Angstzustände bewirken können?

Die vielen Erfahrungen, die ein älterer Mensch im Leben ansammelt, sind nicht gerade hilfreich. Angstzustände können nämlich möglicherweise auch durch schreckenerregende Ereignisse oder Situationen aus der Vergangenheit hervorgerufen werden, vor allem, wenn diese schon einmal zu einem unangenehmen Erlebnis geführt haben. Wie die Angst

- zu stürzen
- Harn zu lassen, vor allem in gesellschaftlich peinlichen Augenblicken
- krank zu werden (verbunden mit der Angst, vollkommen abhängig zu werden oder an einer schweren Krankheit wie z. B. Krebs zu leiden)

- in ein Altersheim oder ein Krankenhaus ziehen zu müssen
- überfallen oder beraubt zu werden
- plötzlich zu sterben.

ANGST-SYMPTOME

Die folgenden Symptome können auf einen Angstzustand hindeuten, vor allem, wenn mehrere gleichzeitig auftreten:

- Schwierigkeiten beim Einschlafen
- nervöse Spannungen und Gereiztheit
- häufige Sorgen wegen Kopfschmerzen oder Verdauungsstörungen, die normalerweise ignoriert oder als nicht wichtig eingeschätzt wurden. (Krebsangst)
- häufige Einbildung von eventuell bevorstehenden Katastrophen
- vermehrte Einnahme von Schmerzmitteln und Beruhigungsmitteln ohne wesentliche Krankheiten
- panische Aufregung bei unwichtigen Problemen
- übermäßiger Konsum von Alkohol
- Zwangsvorstellungen (Agoraphobie: Platzangst, Klaustrophobie: Angst vor beengten Räumen)

Diese unbegründeten Ängste können jedoch auf vielerlei Art behandelt werden. Ein gut geschulter Therapeut wird dem Angst-Patienten Entspannungsübungen, wie beispielsweise autogenes Training, Meditation oder Hypnose empfehlen.

Auch eine **Verhaltenstherapie** kann gute Dienste leisten.

So berichtet Herr H., der immer wieder unter Panikattacken litt, dass er durch eine Psychotherapie gelernt hat, mit seiner Angst umzugehen: „Ich weiß nun, dass nicht jeder Schmerz eine schwere Krankheit ist und habe gelernt mich zu entspannen.“

Von der selbstständigen Einnahme von Beruhigungsmitteln ist unbedingt abzuraten. Lieber vom Arzt Antidepressiva verschreiben lassen oder es mit Wirkstoffen aus der Naturheilkunde, wie Fenchel und Johanniskraut, versuchen.

Wichtig: die angstauslösenden Situationen nicht vermeiden, sondern sich stufenweise herantasten. Das hat schon in vielen Fällen geholfen.

Es gibt eine Steigerung der unbegründeten Angst:

Paranoia oder **Verfolgungswahn**

Ältere Menschen haben manchmal das Gefühl, man wolle sie schikanieren. Sie meinen zum Beispiel, dass man über sie redet oder ihnen Schaden zufügen oder ihre Habe stehlen will. Wenn diese Art von Gefühlen länger als ein paar Tage andauert und völlig unbegründet ist, deutet sie möglicherweise auf Paranoia hin.

Einige typische Symptome sind:

- Misstrauen und Feindseligkeit gegenüber Familie, Freunden und anderen Besuchern.
- Vergessen, wo man etwas hingelegt hat und dann die nächsten Verwandten oder die Haushaltshilfe beschuldigen, es gestohlen oder versteckt zu haben.
- Allgemeines Misstrauen gegenüber anderen Menschen.

Auslöser können Erkrankungen des Gehirns sein (Demenz), die negative Verarbeitung von Krisen, aber auch Störungen der Sinnesorgane (Sehen, Hören), die zu Fehlwahrnehmungen und Fehlinterpretationen führen.

In seiner milden Form ist der Verfolgungswahn durch gutes Zureden, Zuhören, Erklären einer Situation und Beruhigen zumindest zu bessern.

Aber Sie sollten wissen: Paranoia kann auch das Symptom einer darunterliegenden schwerwiegenden Erkrankung sein, wie Alzheimer, Schizophrenie, Hirntumor oder eine altersbedingte Hirnschädigung. Sie sollte daher von einem Neurologen diagnostiziert werden, insbesondere wenn die Symptome ernster werden oder länger andauern.

Neue Medikamente (Antipsychotika) zeigen hier eine gute Wirkung und haben nur wenige unerwünschte Nebenwirkungen.

Verwirrtheit

Die betagte Mutter eines prominenten Politikers wurde vor ein paar Jahren tagelang gesucht und dann in den Auen des Wiener Praters völlig erschöpft aufgelesen.

Das wird in den nächsten Jahrzehnten vermutlich öfter passieren. Denn es wird immer mehr Hochbetagte geben, die durch die Gegend irren, weil das Orientierungsgefühl für Raum und Zeit fehlt. Ein verwirrter älterer Mensch kann zudem auch nicht mehr vernünftig denken und zeigt Gedächtnislücken.

Die Verwirrung kann ein Symptom für eine leichtere oder ernstere Störung sein, die in jedem Fall eine Behandlung erfordert. Es ist daher wichtig, sobald wie möglich ärztlichen Rat einzuholen.

Wenn sich die Verwirrtheit relativ schnell (innerhalb eines Monats oder kürzer) entwickelt hat, kann die Ursache fast immer rasch behoben und die Auslöser beseitigt werden.

WAS EINE GEISTIGE VERWIRRTHEIT AUSLÖSEN KANN

- Medikamente (z. B. Beruhigungsmittel)
- Alkohol (auch in der Kombination mit Medikamenten)
- zu wenig Flüssigkeit (besonders im Sommer, wenn es heiß ist)
- Verstopfung oder Harnverhaltung
- Infektion (vor allem Lungen- oder Blasenentzündung)
- Schlaganfall (es kann ein leichter Schlaganfall ohne Lähmung sein)
- Herzleiden, das die Blutzufuhr zum Gehirn beeinträchtigt (z. B. ein Herzanfall oder eine Herzrhythmusstörung)
- beginnende Demenz
- schwerer psychischer oder seelischer Stress

Wichtig: Wenn die im Kasten erwähnten Gründe für die Verwirrtheit nicht zutreffen, gehört der Patient sofort in die Hand des Facharztes!

Selbstvernachlässigung

Es gibt ältere Menschen, denen es mit den Jahren egal ist, wie sie aussehen. Obwohl sie es sich leisten könnten, achten sie nicht mehr auf ihre Kleidung, ihre Reinlichkeit oder lassen die Wohnung verkommen.

Die Hauptursachen für diese Nachlässigkeiten, die bis zur Verwahrlosung reichen können, liegen für Psychologen auf der Hand:

- **Seelische Gründe**: Sie reichen von Faulheit und übermäßigem Alkoholkonsum bis zu Depressionen oder Altersschwachsinn.
- **Körperliche Gründe**: Eine Behinderung, wodurch die Bewegungsfreiheit des älteren Menschen eingeschränkt ist (z. B. Schwäche, Lähmung, Steifheit, Kurzatmigkeit oder schlechte Sehkraft).
- **Gesellschaftliche Gründe**: Ein Witwer, der beispielsweise daran gewöhnt ist, versorgt zu werden und nie gelernt hat, für sich selbst zu sorgen. Oder eine Witwe, die sich immer gepflegt hat um ihrem Mann zu gefallen und der jetzt die Motivation fehlt.
- **Finanzielle Probleme**

Wer diese Gründe einmal begreift, dem wird es vermutlich leichter fallen, sich damit abzufinden, dass der Vater, der Grossvater, die Oma seiner Kinder wie Bettler daherkommen. Versuchen Sie dennoch, dem Betreffenden das tägliche Leben angenehmer und leichter zu gestalten, insbesondere dann, wenn eine Behinderung oder eine Demenz vorliegen. Ein Beschäftigungstherapeut kann Sie hier beraten.

Sind dagegen lediglich Faulheit für das persönliche Sichgehenlassen verantwortlich, hilft es vielleicht, wenn Sie direkt mit dem älteren Menschen über dieses Problem sprechen. Möglicherweise ist es ihm gar nicht bewusst, dass er seine Umgebung beleidigt. Vielleicht braucht er nur mehr Kontakte mit Gleichaltrigen, sodass er von selbst draufkommt, dass er so nicht unter die Leute gehen kann.

Was aber, wenn der eigene Partner, die Frau, auf die man immer so stolz war, sich gehen lässt, nicht mehr ansprechbar ist und stundenlang vor sich hinstarrt?

Dann müssen Sie leider damit rechnen, dass Sie es mit Demenz zu tun haben – ein Zustand, mit dem Sie – und schon gar nicht der Betroffene – ohne ärztliche Hilfe nicht mehr zurecht kommen können.

Was tun bei Demenz?

Die Wahrscheinlichkeit an einer Demenz zu erkranken, steigt mit dem Alter an. Die gute Nachricht: Gegen eine Demenz kann man etwas tun.

Wichtig sind vorbeugende Maßnahmen wie in den vorangegangenen Kapiteln beschrieben, sowie eine frühzeitige Erkennung und Diagnose einer Demenz.

WAS DER NEUROLOGE SAGT

„Es ist wichtig, dass alle in der Betreuung von Demenzpatienten involvierten Personen verstehen, dass eine exakte Diagnosestellung bei Patienten mit Gedächtnisproblemen die Basis für eine entsprechende Therapie bildet!"

Univ.-Prof. Dr. R. **Schmidt**, Präsident der Österreichischen Alzheimer Gesellschaft

Was ist eine Demenz?

Das Wort „Demenz" stammt von vom lateinischen Wort „dementia" ab und bedeutet soviel wie ohne Geist oder ohne Verstand. Das Leitsymptom ist die Gedächtnisstörung, die am Anfang nur das Kurzzeitgedächtnis betrifft, später aber auch das Langzeitgedächtnis.

Woran erkennt man eine Demenz?

Die ersten Zeichen einer beginnenden Demenz sind sehr unterschiedlich. In Abhängigkeit von der Grunderkrankung sind sie mehr oder weniger auffällig. Insofern sind sie auch für den Betroffenen, die Angehörigen und Bekannten oder auch die professionellen Betreuer unterschiedlich wahrnehmbar und werden leicht fehlinterpretiert. Oft ist die Angst vor einer möglichen Demenz so groß, dass Personen trotz Verdacht und eigenen Vermutungen eine Untersuchung des Gedächtnisses vermeiden. Wesentlich für eine optimale Therapie ist jedoch die Früherkennung und die rasche Einleitung einer Behandlung. Wegsehen und Kaschieren führen zu einem späten Behandlungsbeginn und zu schlechteren Ergebnissen.

UNTER EINER DEMENZ VERSTEHT MAN NACH INTERNATIONALEN DIAGNOSEKRITERIEN

- Störungen der Gedächtnisleistung und anderer kognitiver Funktionen, wie Sprache, Orientierung, abstraktes Denkvermögen, motorische Handlungsfähigkeiten, Lesen, Rechenfähigkeit sowie des Verhaltens.
- Störungen, die so schwerwiegend sind, das der betroffene Mensch bei den meisten Aktivitäten im täglichen Leben merkbar behindert wird. Der Alltag wird nicht mehr selbständig bewältigt, das Berufs- oder Gesellschaftsleben wird beeinträchtigt.
- Demenz ist ein erworbener Zustand, der zu einer globalen Beeinträchtigung intellektueller Funktionen in unterschiedlichen Schweregraden führt.
- Die Ursache ist eine fassbare organische Hirnschädigung.
- Psychische oder sonstige Erkrankungen die zu kognitiven Defiziten führen müssen deshalb ausgeschlossen werden.
- Eine Demenz unterscheidet sich von der im Alter oft gegebenen „Gedächtnisstörung“ dadurch, dass sie fortschreitet.
- Die häufigste Demenzform ist Alzheimer.

Im folgenden Abschnitt werden die ersten Symptome der Demenz und ihre Auswirkungen auf die Betroffenen, die Angehörigen und das Umfeld genauer dargestellt und die damit verbundenen Konsequenzen hinsichtlich Diagnostik und Behandlung diskutiert. Zur besseren Übersicht erfolgt eine Anordnung entsprechend der Hauptursachen einer Demenz.

Den Übergang von noch altersentsprechenden Gedächtnisstörungen zu einer Alzheimerschen Demenz stellt die leichte kognitive Beeinträchtigung („Mild Cognitive Impairement"; MCI) dar.

DIE DIAGNOSTIK DER DEMENZ BESTEHT AUS

- einer ausführlichen Anamnese, wo der Beginn, der Verlauf und die Symptome genau erfragt werden (Hausarzt, Facharzt für Psychiatrie bzw. Neurologie)
- einer testpsychologischen Untersuchung des Gedächtnisses und anderer geistiger Leistungen (Psychologe)
- Laboruntersuchungen: Entzündungsparameter, Blutzucker, Elektrolyte, Funktionswerte von Leber, Niere und Schilddrüse, Genetische Marker
- einer psychiatrischen und neurologischen Untersuchung
- einem Computertomogramm bzw. einer Magnetresonanztomographie des Gehirns

Spezielle Zentren zur Abklärung einer Demenz nennt man Memory-Kliniken oder Gedächtnisambulanzen!

Im Vordergrund steht eine Gedächtnisstörung,

- die über der durch den normalen Alterungsprozess verursachten Beeinträchtigung liegt
- die aber keine wesentlichen Beeinträchtigungen verursacht.
- Häufig berichten die Betroffenen über das häufige Verlegen von Schlüsseln oder sonstigen Gegenständen, bzw. das Vergessen von Namen.
- Oft wird sie auch nur subjektiv vom Betroffenen berichtet.
- Andere kognitive Beeinträchtigungen liegen nicht vor.

- Manchmal stehen auch Auffälligkeiten im Sozialverhalten und der Stimmung im Vordergrund.
- MCI gilt als ein Risikofaktor für eine Demenz vom Alzheimertyp und sollte deshalb früh einer Abklärung zugeführt werden.

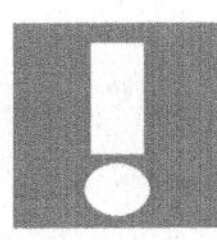

WAS DER ARZT SAGT

„Eine stärkere Gedächtnisstörung sollte möglichst frühzeitig abgeklärt werden!"

OA Dr. **Georg Psota**, Leiter des Gerontpsychiatrischen Zentrums des PSD in Wien.

Nur im Rahmen von krankhaften Veränderungen des Gehirns, etwa einer Demenz, kommt es zu stärkeren und starken Einbußen im Gedächtnis, die auch die selbständige Lebensführung erschweren.

VOR DER DIAGNOSE EINER DEMENZ SOLLTEN DESHALB FOLGENDE URSACHEN ABGEKLÄRT WERDEN

- Organische Faktoren: Minderbegabung, Sinnesbeeinträchtigungen, Müdigkeit, Erschöpfung Sauerstoffmangel, Medikamente, Drogen, Alkohol, Ernährung, Flüssigkeitsbilanz, interne medizinische Erkrankungen, Schmerzen etc.
- Psychische Faktoren: Psychische Krankheiten, Stress, fehlende Motivation, Desinteresse, Nervosität, Ängste, Sorgen, Überforderung etc.
- Soziale Faktoren: Vorurteile, Erwartungen, Antipathie, Konflikte, Atmosphäre etc.
- Umweltfaktoren: Lärm, Licht, Unterbrechungen, Temperatur, Tageszeit, Arbeitsplatz, andere äußere Einflüsse etc.

Welche Demenzformen gibt es?

Häufig meint der Volksmund: „Es ist eh alles das selbe!“

Das stimmt jedoch nicht. Es gibt verschiedene Ursachen einer Demenz und damit verbunden auch verschiedene Therapien.

Die **Alzheimersche Demenz** ist mit etwa 70% Häufigkeit die am öftesten auftretende Demenzform. Sie kann bereits um das 50. Lebensjahr beginnen (ca. 5%), jedoch sind vor allem Personen über 75 Jahre (17% steigend) betroffen. Bei dieser Krankheit gehen Gehirnzellen zugrunde. Ursache sind einerseits genetische Faktoren (z.B. Chromosom 21), aber auch Lebensstil (wenig Aktivität) und Ernährungsfaktoren. Ihr Verlauf ist meist unspezifisch und am Anfang auch unspektakulär.

Dadurch dass sie keinen plötzlichen Beginn aufweist wird sie leicht mit dem normalen Alterungsprozess und der damit verbundenen Vergesslichkeit assoziiert. Weil diese Personen sonst meist weitgehend gesund sind, keine neurologischen Auffälligkeiten haben und im normalen Alltag keine Probleme aufweisen, wird selten eine Krankheit als Ursache angenommen. Oft treten auch Veränderungen in der Persönlichkeit des Betroffenen auf, die aber dem Grundcharakter zugeschrieben werden.

Am Anfang bestehen geringe, oft kaum bemerkte Symptome. Sie führen im täglichen Leben jedoch zu einer Beeinträchtigung komplexer Tätigkeiten und zu Problemen in den sozialen Bereichen.

Der Verlauf der Alzheimerschen Demenz kann durch Antidementiva um etwa zwei Jahre verzögert werden. Wesentlich sind auch kognitives Training und begleitende Maßnahmen (Angehörigenberatung). Die Therapie sollte möglichst früh beginnen.

So berichtet Frau R., dass ihr Gatte durch eine kombinierte Therapie (Medikamente, Gedächtnistraining, Beschäftigung) wieder so selbständig geworden ist, dass sie verschiedenste Dinge unternehmen konnte. „Ich hatte immer gedacht, dagegen kann man nichts mehr tun, aber nun weiß ich es besser!“ war ihr Resumee bei einem Angehörigengespräch.

ERSTE ZEICHEN FÜR EINE ALZHEIMERSCHE DEMENZ

- Durch Störungen des Gedächtnisses kommt es vor allem zu Problemen beim Speichern von neuer Information. Der Betroffene vergisst Termine, wiederholt Tätigkeiten und Sätze oder beschuldigt andere etwas nicht gesagt zu haben.
- Das Langzeitgedächtnis ist jedoch voll erhalten, sodass diese Probleme oft mit Automatismen kaschiert werden können. Dadurch treten bestimmte einfache Verhaltensweisen oft vermehrt auf.
- Durch die Verlangsamung der Denkprozesse werden Denkziele später oder nur schwer erreicht. Das Lösen von Problemen fällt schwer. Oft entsteht dadurch Überforderung. Der Betroffene reagiert gereizt wenn er darauf hingewiesen wird.
- Die Sprache verändert sich ebenfalls. Vor allem die Wortfindung und Präzision des Ausdrucks sind vermindert. Die Inhalte werden weniger, die Sprache wird einfacher. Fremdwörter werden fehlverwendet bzw. durch Füllwörter und Floskeln ersetzt. Die Sprachproduktion kann aber ansteigen. Oft werden lange Monologe mit wenig Inhalt gehalten.
- Auch das Denkvermögen nimmt ab. Besonders das Schlussfolgern und Urteilen, das Lösen komplexer Probleme und das Umstellen auf neue Bereiche ist erschwert. Oft werden deshalb altbewährte Automatismen zur Kompensation eingesetzt.
- Die zeitliche Orientierung ist ebenfalls früh gestört. Der Betroffene weiß Datum und Uhrzeit nicht mehr, bzw. verwechselt sie. Dadurch vergisst er leicht Termine, ist zur falschen Zeit dort oder kann Termine nicht mehr koordinieren. Das ist gerade bei noch im Beruf stehenden Personen kritisch. Oft werden diese Symptome mit Überforderung oder Stress verwechselt.

- Früh treten auch bei der örtlichen Orientierung Probleme auf. Das Zurechtfinden in unvertrauter Umgebung ist erschwert. Im bekannten Umkreis fühlt sich der Betroffene jedoch sicher. Deshalb neigen viele Personen dazu diese Unsicherheit zu vermeiden und zeigen ein vermehrtes Rückzugsverhalten.
- Es kann sich das Antriebsverhalten aber auch generell verändern. Passivität oder Untätigkeit bei früher eher extrovertiertem Verhalten können einerseits ein Zeichen für eine beginnende Demenz aber auch eine Depression sein.
- Oft sind auch Veränderungen der Persönlichkeit das erste Zeichen. In Abhängigkeit von der Grundpersönlichkeit und den entsprechenden Veränderungen im Gehirn (Gehirnregionen) treten depressive oder gereizte Verstimmungen auf. Oft kommt es zu Konflikten mit den Ehepartnern oder Kindern. Die kognitiven Defizite werden vom Betroffenen oft kaschiert und verleugnet bzw. auf externe Ursachen zurückgeführt. Auch paranoide Wesensveränderungen (Verfolgungswahn) können auftreten. Viele Patienten reagieren auf diese ersten krankheitsbedingten Veränderungen auch mit Beschämung, Angst, Wut oder Niedergeschlagenheit. Dadurch ist auch eine frühzeitige Diagnostik oft erschwert.
- Manchmal treten diese Persönlichkeitsveränderungen auch unter Alkoholeinfluss vermehrt auf und werden dadurch erklärt.
- Auch andere Krankheiten, Narkose, manche Medikamente (z.B. Neuroleptika) und Fieber können als Auslöser für die ersten Symptome wirken, da das vorgeschädigte Gehirn diese Belastungen nicht mehr kompensieren kann.
- Bei einigen Personen treten die ersten Symptome von Verwirrtheit auch im Urlaub infolge der damit notwendigen Umstellung auf.

Die **vaskuläre Demenz** (gefäßbedingt) ist in ihrem Verlauf meist spektakulärer. Sie beginnt plötzlich (z.B. mit einem kleinen Schlaganfall) und hat einen stufenweisen Verlauf.

DER BEGINN EINER VASKULÄREN DEMENZ IST CHARAKTERISIERT DURCH

- das Vorhandensein von Risikofaktoren (Bluthochdruck, Diabetes, erhöhte Blutfette, Rauchen, Übergewicht, die „Pille“)
- Schwindelattacken, Stürze
- Schlaganfälle (auch sehr leichte mit keinen wesentlichen Beeinträchtigungen)
- eher nächtliche Verwirrtheit
- Leistungsschwankungen im Tagesverlauf
- Gedächtnisstörungen, vor allem des Kurzeitgedächtnisses
- Aufmerksamkeitsstörungen, Konzentrationsstörungen und spezifische Leistungsausfälle in einzelnen Bereichen
- Sprachstörungen (auch reversibel)
- Depressionen
- Persönlichkeits- und Verhaltensstörungen die oft in Zusammenhang mit Verwirrtheit stehen
- eine neurologische Symptomatik wie Lähmungen und Schwächen in einer Körperhälfte, Gesichtsfeldausfälle, Taubheitsgefühl

Die Symptomatik ist variabler als die bei der Demenz vom Alzheimertyp, da sie von der Lokalisation und Größe der Schädigung, den zusätzlichen körperlichen Beeinträchtigungen und situativen Faktoren (Tageszeit, Wetter, etc.) abhängt. Eine vaskuläre Demenz kann durch Vorbeugemaßnahmen großteils verhindert werden. Ihr Verlauf ist durch die Behandlung der Grundkrankheit gut beeinflussbar. Kognitives Training ist sehr wirksam (Beratung durch einen Fachpsychologen).

Die Symptome der **alkoholischen Demenz** sind oft erst spät manifest. Wesentlich früher treten Persönlichkeitsveränderungen, psychiatrische

Krankheiten (Eifersuchtswahn) und Probleme im Berufsleben auf. Der Konsum von Alkohol ist in vielen Ländern verbreitet. Es gilt als Zeichen von Lebensstil und Lebensqualität Alkohol zu konsumieren. Insofern sind gerade hier Zeichen von Demenz schwer frühzeitig fassbar. Gerade im Alter ist die Dunkelziffer von Personen mit Alkoholkrankheit sehr hoch.

Dementielle Veränderungen treten nur bei starkem Alkoholismus auf, sind aber nicht auf die Gruppe der Personen unterer Bildungsschicht beschränkt. Gerade Menschen höheren Bildungsniveaus trinken vermehrt hochalkoholische Getränke.

Die kognitiven Beeinträchtigungen sind bei dieser Krankheit oft erst spät manifest. Wesentlich früher treten Persönlichkeitsveränderungen, psychiatrische Krankheiten (Eifersuchtswahn) und Probleme im Berufsleben auf.

SYMPTOME BEI ALKOHOLISCHER DEMENZ

- Chronischer, jahrelanger Alkoholmissbrauch bzw. Alkoholismus.
- Verminderung der Toleranz für Alkohol.
- Vermehrte Gedächtnislücken.
- Gerade bei der alkoholischen Demenz ist das Verhalten der Betroffenen bereits zu Beginn der Demenz stark verändert. Es ist schwierig diese von den Verhaltensänderungen durch den chronischen Alkoholkonsum und die Wirkung des Alkohols zu trennen.
- Durch die ausgeprägte Störung des mittelfristigen Gedächtnisses ist das Speichern von neuen Inhalten nur erschwert möglich. Häufig wird die Demenz infolge fehlender Krankheitseinsicht auch erst sehr spät diagnostiziert.
- Körperliche Erkrankungen (Leber etc.) sind oft frühe Zeichen der Demenzentwicklung und sollten auch beachtetet werden.
- Psychiatrische Auffälligkeiten (Wahn, Depressionen, Affektinkontinenz, Delir …)

Körperliche Veränderungen sind:

- Rötung der Gesichtshaut.
- Zittern am Morgen, Schwitzen, Übelkeit, Leibschmerzen, Erbrechen.
- Taubheitsgefühl in Armen und Beinen, Krämpfe.
- Rastlosigkeit bei zunehmender Verwirrung, Erinnerungsstörungen.
- Schwierigkeiten, Harn und Stuhl kontrolliert zu entleeren.
- Bei plötzlichem Entzug kommt es zum Alkoholdelirium (Delirium tremens) mit Sinnestäuschungen, heftigen Zuckungen, starken Krämpfen und schweren Kreislaufstörungen.

Die alkoholische Demenz ist bei frühzeitiger Therapie heilbar. Eine späte Behandlung bei ausgeprägter Demenz führt hingegen nur selten zu einer Besserung.

Die **Picksche Demenz** ist durch massive Verhaltensauffälligkeiten gekennzeichnet. Sie tritt auch wesentlich früher auf (um das 40. Lebensjahr) und wird oft als Zeichen einer Persönlichkeitskrise oder psychischen Krankheit fehlinterpretiert.

HAUPTSYMPTOME DER PICKSCHEN DEMENZ

- Es kommt zu Enthemmungen, überschießenden Affekten, Distanzlosigkeit, sexuellen Übergriffen
- Die Realitätskontrolle des Betroffenen ist stark herabgesetzt. Eine Krankheitseinsicht, Therapiemotivation und Compliance ist dadurch kaum gegeben.
- Gedächtnisstörungen sind erst im späteren Verlauf manifest.
- Durch die starken Persönlichkeitsauffälligkeiten ist häufig eine psychiatrische Behandlung, oft auch stationär, bereits im frühen Stadium notwendig.

Die Krankheit ist stark fortschreitend. Die Therapie besteht in der Behandlung der Primärsymptomatik.

Auf die anderen Formen der Demenz wird infolge der Unspezifität des Beginns und des Verlaufes an dieser Stelle nicht eingegangen. Beim Auftreten von Gedächtnisstörungen und Auffälligkeiten im Verhalten, bzw. neurologischen Symptomen sollten diese jedoch durch einen Fachmann abgeklärt werden. Oft handelt es sich nämlich nicht um eine Demenz sondern um eine andere behandelbare organische bzw. psychische Krankheit.

WAS DIE EXPERTEN SAGEN

„Eine Demenzerkrankung ist nicht nur Schicksal, sondern kann durch das eigene Verhalten positiv beeinflusst werden!“

Gatterer G. und **Croy A** (2005) Leben mit Demenz. Springer-Verlag, Wien

Demenz bewältigen

Nicht jede Gedächtnisstörung ist eine Demenz, aber je älter man wird, umso größer ist auch das Risiko an dieser Krankheit zu erkranken. Die Ursachen wurden bereits an anderer Stelle dargestellt.

Was bedeutet das und wie kann man diese Krankheit bewältigen?

Wann sollte man zum Arzt gehen?

Verlangsamung, Vergesslichkeit und Denkstörungen bis hin zur Verwirrtheit müssen nicht immer das Vorliegen einer Demenz bedeuten. Auch die Altersdepression kann ähnliche Symptome hervorrufen, die durch eine antidepressive Therapie behandelt werden können. Auch die typische allgemeine Verlangsamung, wie sie bei der Parkinsonschen Erkrankung vorkommt, darf nicht unmittelbar zur falschen Diagnose einer Demenz führen, da in vielen Fällen durch gezielte Behandlung eine merkbare Verbesserung hervorgebracht werden kann.

Als **Warnsymptome** für eine Demenzerkrankung können unter anderem folgende Punkte angenommen werden:

- Vergessen von Dingen, die erst kürzlich passiert sind, von Terminen und aktuellen Ereignissen
- schlechtes Erinnern von Namen und Gesichtern
- verlegen von persönlichen Gegenständen (Schlüssel, Brille, etc.)
- reduzierte Initiative zum Treffen von Entscheidungen
- Schwierigkeiten beim Zurechtfinden in unvertrauter Umgebung
- Schwierigkeit beim Ausüben gewohnter Aktivitäten (Beruf, Haushalt, etc.)
- Sprachprobleme, Verwendung von „Füllwörtern"
- zeitliche und räumliche Desorientierung
- eingeschränkte Urteilsfähigkeit und Schwierigkeit beim Treffen von Entscheidungen
- Probleme beim abstrakten Denken
- Persönlichkeitsveränderungen
- Verlust der Eigeninitiative
- nachlassendes Interesse an Arbeit oder Hobbys
- Stimmungs– und Verhaltensveränderung

Diese Veränderungen können erste Hinweise auf eine Demenz sein. Sie können aber auch andere Ursachen haben. Wenn mehrere dieser Punkte zutreffen, konsultieren Sie bitte Ihren Arzt und lassen Sie Ihre geistige Leistungsfähigkeit von einem Psychologen untersuchen. Diese Untersuchung ist völlig schmerzlos und besteht aus Fragen zur Orientierung, zum Gedächtnis, der Konzentrationsfähigkeit udgl.

So soll z.B. eine Uhr mit der Zeit 11:10 gezeichnet werden. Versuchen Sie es einfach selbst.

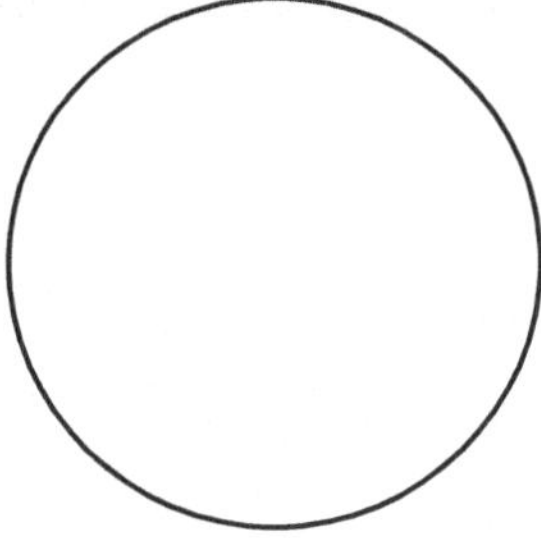

Der weitere **Verlauf** einer Demenz geht in drei Stadien vor sich:

Im **ersten Stadium** steht die Vergesslichkeit im Vordergrund, der Patient kann Gegenstände, wie seine Brille oder Schlüssel öfters nicht finden.

Ihm entfallen Namen und Ereignisse, die erst kurze Zeit zurückliegen, das Kurzzeitgedächtnis ist beeinträchtigt. Der Patient wirkt deprimiert und hat den Eindruck, nicht mehr gebraucht zu werden. Die Kranken finden sich nur schwer in unvertrauter Umgebung zurecht. Auch die zeitliche Orientierung (Datum und Uhrzeit) ist gestört. Im täglichen Leben führt dies zu einer Beeinträchtigung bei der Durchführung komplexer Tätigkeiten.

Konkret sind folgende Bereiche betroffen:

- Das Gedächtnis, vor allem das Speichern neuer Informationen. Charakteristisch hierfür ist das Wiederholen von Sätzen oder Tätigkeiten, ohne dass dies direkt bewusst ist.
- Die Sprache, vor allem die Wortfindung und die Konkretheit und Präzision des Ausdruckes.
- Das Denkvermögen, besonders das logische und schlussfolgernde Denken.
- Die Orientierung, vor allem die örtliche und zeitliche Orientierung. Der Betroffene findet sich in einer neuen Umgebung nur schwer zurecht. Er weiß Datum und Uhrzeit nicht.
- Der Antrieb. Hier kann Passivität, Untätigkeit aber auch eine Getriebenheit auftreten.

Viele Patienten reagieren auf diese ersten krankheitsbedingten Veränderungen mit Beschämung, Ärger, Angst oder Niedergeschlagenheit.

In diesem Stadium sind bei Alzheimer so genannte Cholinesterasehemmer das Mittel der ersten Wahl. Sie verbessern die Leistungsfähigkeit des Gehirns und verzögern damit den Krankheitsverlauf. In diesem Stadium kann man noch alles selbst machen. Schonung ist fehl am Platz. Autofahren ist meist noch möglich. Auch das Gedächtnis sollte gut trainiert werden.

Wichtig sind in diesem Stadium das Erledigen von rechtlichen Formalitäten wie Testament, Patientenverfügung etc., da man noch testierfähig ist.

Im **zweiten Stadium** bestehen dann schon deutliche Gedächtnislücken, die den Patienten verunsichern. Der Mensch ist im täglichen Leben schon deutlich eingeschränkt und auf Hilfe angewiesen. Zudem werden das Sprechen und auch die Bewegung zusehends schwierig für den Patienten, obwohl die Fähigkeiten an sich vorhanden wären. In diesem Stadium müssen auch Angehörige und Betreuer mit Änderungen der Lebenssituation rechnen. Oft kommt es zu einer so genannten Tag-Nacht-Umkehr. Der Kranke ist rastlos, irrt herum und leidet unter starken Stimmungsschwankungen.

Besonders betroffen sind:

- Das Gedächtnis, der Betroffene vergisst nun auch bereits die Namen vertrauter Personen.
- Die Alltagsfunktionen: Es kommt zu Schwierigkeiten beim Ankleiden, beim Baden, bei der Zubereitung und Einnahme von Mahlzeiten und bei der Benutzung der Toilette.
- Die zeitliche und örtliche Orientiertheit. Der Betroffene verwechselt Vergangenheit und Gegenwart. Er findet sich auch in der häuslichen Umgebung nur mehr schwer zurecht. Außer haus ist er weitgehend hilflos. Automatismen sind jedoch durchaus möglich.
- Die Wahrnehmung. Hier treten Sinnestäuschungen auf oder auch illusionäre Verkennungen. Z.B. das Sehen nicht vorhandener Personen.
- Der Antrieb. Hier besteht oft eine ausgeprägte Unruhe. Die Patienten wandern ziellos umher, suchen ständig etwas oder drängen aus der Wohnung.

Dieses Stadium ist für Angehörige und Betreuer oft besonders belastend. Einerseits ist der Kranke noch nicht bettlägrig, andererseits erfordert seine Betreuung besonders viel Aufwand und Aufsicht. Hier kann es leicht zu einer Überforderung der Helfer kommen. Auch in diesem Stadium kann durch eine medikamentöse Therapie (Cholinesterasehemmer und Memantine bzw. Gingko Biloba) der Verlauf positiv beeinflusst werden. Trainingsprogramme sollten hier bereits mehr auf das Erhalten von Leistungen ausgerichtet sein. Die Vorbereitung auf einen möglichen Heimaufenthalt wird wichtig.

Im **dritten Stadium** besteht schließlich eine vollkommene Hilflosigkeit, die den Kranken nicht mehr alleine existenzfähig macht. Nahestehende Menschen werden nicht erkannt, der Patient leidet oft an Sinnestäuschungen oder sogar Wahnideen. Das Zeitempfinden ist völlig zerstört. Zusätzlich tritt meistens die Unfähigkeit auf, Harn und/oder Stuhl zu halten. Die Probleme betreffen auch das Schlucken und Essen. Der Kranke ist allein völlig hilflos und muss ständig betreut werden. Hier ist oft die Hilfe professioneller Helfer bzw. eine stationäre Betreuung notwendig.

Dieses Stadium ist charakterisiert durch

- Probleme beim Essen, auch mit Hilfe
- Schluckstörungen
- Unfähigkeit Familienmitglieder zu erkennen
- Beeinträchtigungen beim Gehen und die Gefahr von Stürzen

- Verlust der Kontrolle über Blase und Darm
- Veränderungen der Persönlichkeit (Stimmung, Sexualität,..)
- zerebrale Krampfanfälle

Im **Endstadium** der Krankheit kommt es zu einem Verfall der körperlichen Kräfte. Die Patienten werden bettlägrig. Die Gefahr von Infektionen nimmt zu. Die häufigste Todesursache bei der Alzheimer Krankheit ist eine Lungenentzündung.

In diesem Stadium sind Medikamente ebenfalls noch wirksam und sollten nicht einfach abgesetzt werden. Bei der Betreuung ist besonderes Verständnis für die Defizite des Betroffenen wichtig. Normalität kann nun nicht mehr hergestellt werden. Validation hilft hier Stress zu vermeiden und ein Leben mit Demenz zu ermöglichen.

WAS DIE EXPERTEN SAGEN

„Die Therapie der Demenz soll sich an den Stadien der Erkrankung orientieren. Nicht nur die Defizite des Betroffenen stehen im Vordergrund, sondern auch seine verbliebenen Fähigkeiten“

Gatterer G. und **Croy A.** (Leben mit Demenz)

Wenn das Zittern zum Problem wird – Parkinson

Wer kennt es nicht. Die Hand zittert, das Schreiben geht schlechter. Ist das bereits Parkinson?

Nicht unbedingt, aber es wäre wichtig diese Probleme beim Neurologen abklären zu lassen. Parkinson ist einerseits durch dieses Zittern (Ruhetremor) charakterisiert, aber es gibt auch noch andere Symptome. Da wäre weiters eine Verlangsamung der Bewegungsabläufe, die Schwierigkeit eine Bewegung in Gang zu setzten aber auch wieder zu stoppen, der kleinschrittige Gang und die Veränderung der Schrift (Akinese). Es ist ein wächsener Widerstand spürbar, wenn die Arme bewegt werden (Zahnradphänomen) und auch das Denken wird langsamer, die Konzentrationsfähigkeit ist vermindert (Bradiphrenie).

Weiters treten Schluckstörungen, Schweißausbrüche, Atemstörungen und eine vermehrte Absonderung von Fett an der Haut auf (Vegetativstörungen).

Die Ursache dieser Krankheit liegt in einer Verminderung des Botenstoffes Dopamin.

Aber diese Krankheit ist korrigierbar.

Wer kennt nicht die Bilder des ehemaligen Papstes aus dem Fernsehen. Einmal war er bereits fast pflegebedürftig, dann wieder fast voll mobil. Auch er litt an dieser Krankheit und wurde mit Medikamenten behandelt, die seine Mobilität verbesserten.

Oder auch jener Politiker der trotz seiner Parkinsonkrankheit weiterhin aktiv am politischen Leben teilnahm, auch wenn das Sprechen manchmal schwer fiel.

Diese Beispiele sollen helfen, diese Krankheit nicht passiv zu ertragen sondern aktiv zu bewältigen.

Oft ist mit der Diagnose Parkinson auch die Angst verbunden dement zu werden. Das ist jedoch nur bei einer kleinen Gruppe von Patienten (etwa 10–20%) der Fall. Derzeit ist ein Parkinsonpatient bei Einhaltung seiner Therapie lange selbständig lebensfähig. Erst am Ende der Erkrankung tritt Pflegebedürftigkeit auf.

Zusätzlich zum Medikament sind im Verlauf der Erkrankung Physiotherapie, Gymnastik, Ergotherapie und Logopädie (Sprachtherapie) wichtig. Zur Bewältigung von Krisen helfen Gespräche mit Psychologen oder Psychotherapie. Selbsthilfegruppen vermitteln durch Gespräche mit anderen Betroffenen das Gefühl nicht allein zu sein.

3 Lebenskrisen und das Leben im Alter

Verlassene Eltern und das „Empty Nest“ Syndrom – Das Eigenleben der Kinder akzeptieren – Generationenkonflike und Lebenskrisen – Scheidung und Tod – Mit dem Verlust des Lebenspartners fertig werden – Die Krankheit akzeptieren lernen – Neue Wohnformen – Ab ins Altersheim?

Gerade das Alter bringt jede Menge Krisen und Veränderungen mit sich, auf die man sich rechtzeitig einstellen sollte.

Verlassene Eltern

„Wir haben doch alles für unser Kind getan und jetzt kümmert sich niemand um uns!“ Wer kennt nicht derartiges Leid von Eltern, die nicht verstehen, warum sie mit ihren Kindern keinen Kontakt mehr haben.

Was ist schief gelaufen?

Für Psychologen gibt es zwei ganz einfache Erklärungen:

- Die eigenen Erwartungen werden von den erwachsenen Kindern nicht erfüllt
- die Eltern können nicht loslassen.

Meist leidet die Mutter am meisten, die mit der Tatsache, dass ein Kind flügge geworden ist und das Nest verlässt, nicht fertig wird. Sie möchte das Kind, das kein Kind mehr ist, festhalten. Weiterhin an sich binden, den längst erwachsenen Menschen wie eine Glucke behüten, ihm die eigene Art zu leben als die allein seligmachende aufzwingen. Und dafür auch noch geliebt werden.

Die logische Folge: Der Nachwuchs fühlt sich alles andere als verstanden oder gar geliebt und sucht schneller als geplant das Weite.

Was eine solche Mutter (es kann auch ein Vater sein) nicht versteht: Jeder junge Mensch möchte, so wie seine Vorfahren auch, seinen eigenen Weg gehen und seine eigenen Fehler machen. Nicht zuletzt, um zu beweisen, dass er/sie auch ohne die Eltern das Leben meistern kann.

Diese unterschiedlichen Lebensauffassungen sind nicht alles, was die Generationen trennt. Eltern wie Kindern fällt es unendlich schwer, sich vom eigenen Rollenbild zu emanzipieren. Für die Elterngeneration bleibt ein Kind immer ein Kind (auch wenn es bereits 40 ist). Für die Nachkommen ist die Autorität der Eltern etwas, das auch in reifen Jahren nicht goutiert wird.

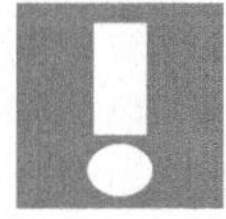

WAS DIE PSYCHOLOGIN SAGT

„Beidseitige liebevolle Abgrenzung ist die Voraussetzung dafür, dass Geben und Nehmen für beide Generationen stimmt."

Dr. **Gertraud Czerwenka-Wenkstetten**

Wenn es zu Diskussionen kommt, fällt jeder Teil in seine alte Eltern/Kindrolle zurück. Da kann es leicht passieren, dass die alten, eingeübten Plattitüden und Anschuldigungen einander an den Kopf geworfen werden. Wie etwa: „Du bist ewig undankbar". „Für alle hast du Zeit, nur nicht für mich". „Was hab' ich nicht alles für dich getan?" Antwort: „Ich habe dich ja nicht darum gebeten". Usw. usf.

Sie merken es: Eltern kehren ihre Autorität, vielleicht sogar ihre monetäre Stärke hervor. „Kinder" fallen in die Trotzphase zurück. Eine „neutrale" Kommunikation wie unter fremden Erwachsenen ist unmöglich.

Wundern Sie sich, wenn man immer wieder in der Zeitung von einem „Familiendrama" liest? Dass Kinder ihre Eltern (oder umgekehrt) umgebracht haben?

Die gnadenvollere Alternative in einem solchen Fall: Man redet nicht mehr miteinander und man sieht sich auch nicht mehr.

Mit Geld ist es jedenfalls nicht getan. Das wird zwar in der Regel angenommen (falls dringend benötigt). Insgeheim wird es aber als „Bestechung" gesehen. Im besten Fall kommen die erwachsenen Kinder immer dann zu Besuch, wenn sie etwas brauchen.

Der mittlerweile verstorbene, in Familienkonflikten besonders erfahrene, Psychologe Dr. Reginald Földy, konnte die streitbaren Parteien stets zusammen führen: Indem er jeweils der einen Seite die andere vor Augen führte.

„Es ist keine Schande, sich professionell helfen zu lassen“, rät die Psychotherapeutin Dr. Gertraud Czerwenka-Wenkstetten, denn „es wäre sinnlos, im Elend eines lebenslangen Missverständnisses zu verharren“.

Die Angebote umfassen Einzelgespräche und Gruppentherapien.

Was aber, wenn man sich einen Psychotherapeuten nicht leisten kann oder will – weil man halt nichts davon hält, dass ein Fremder in Familienangelegenheiten herumkramt? Dann hilft nur eines:

Selbsthilfe

Eine Freundin fand einen Weg, um mit ihrer Tochter und deren Familie gut auszukommen und sogar glücklich und zufrieden Tür an Tür zu leben.

Sie versuchte, sich vorzustellen, „wie arm die jungen Menschen heute dran sind“. Auch wenn diese sich scheinbar alles leisten können, so ginge es ihnen nicht so gut wie den heute Alten, mit deren Leben es in der Regel ständig bergauf ging. Keine Angst um einen gut bezahlten Job, dessen Verlust das Leben von heute auf morgen verändern konnte. Kein Stress am Arbeitsplatz, wo nunmehr Mobbing an der Tagesordnung ist. Keine Garantie, dass man es sich ein Berufsleben lang bei ein und demselben Arbeitgeber gemütlich machen kann.

Diese innere Einstellung war die erste Stufe, mit der die früh Verwitwete ein herzliches Verhältnis zu ihren Nachkommen aufbaute. Eine zweite folgte auf den Fuß: Nie kritisieren. Immer nur loben. Und vor allem: Nur da sein, wenn man gebraucht wird.

Es versteht sich von selbst: Diese Frau wurde so oft gebraucht, dass sie einen Terminplan aufstellen musste, wann sie von sich aus Zeit hatte, auf die Enkelkinder aufzupassen.

Wichtig: Probleme nicht einfach hinnehmen und ertragen, sondern sich damit aktiv auseinandersetzen.

Unterstützung kann sowohl von der Familie, von Freunden und Bekannten, aber auch von professionellen Helfern wie Psychologen, Psychotherapeuten und Ärzten kommen.

Generationenkonflikte

Ein enges Verhältnis zu den eigenen Kindern und Enkeln, sowie zu anderen jüngeren Familienmitgliedern und Freunden kann in späteren Jahren sehr viel Freude bringen.

Eine weitverzweigte Arztfamilie – insgesamt an die 40 Menschen – mietet Jahr für Jahr ein Haus in den Bergen an, um gemeinsam mit Kindern, Großeltern, Nichten und Neffen Ski zu fahren. Kochen und Hausarbeit werden geteilt, die Abende bei einem guten Glas Wein genossen.

Das ist der Idealfall. Allzu häufig kommt es jedoch bereits in der Pubertät der Kinder zu einer Entfremdung, die dann später nicht mehr bewältigt werden kann.

Besonders zwischen Müttern und Töchtern kann die Spannung bis zur Explosion führen. Der Psychologe Földy nannte es die „Hass-Stafette“, die über Generationen von der Mutter zur Tochter weitergegeben wird, ohne dass es den Betreffenden auffällt.

In der Pubertät beginnt eine Rivalität um den Mann im Haus. Die Mutter kehrt instinktiv ihre beherrschende Stellung heraus und erzeugt naturgemäß Hassgefühle in der Tochter. Wenn diese Gefühle nicht erkannt und aufgearbeitet werden, bleiben sie auch bei der bereits erwachsenen Tochter noch gespeichert und werden später, ebenfalls unbewusst, an die eigene Tochter in der nächsten Generation weiter gegeben. Usw.

Ein anderer Konflikt lauert, wenn ein Kind heiratet und der Partner/in aus welchen Gründen immer nicht goutiert wird.

Eine Mutter wollte den einzigen Sohn ausschließlich für sich behalten. Sie stellte ihn vor die Wahl „Sie oder ich“. Der Sohn wählte die Frau und hat seine Mutter nie mehr im Leben gesehen. Grußkarten und Blumen kamen zurück. Auch ihre Enkelkinder hat die Frau nie zu Gesicht bekommen. Sie brachte es sogar fertig, die Schwestern ihrem Sohn zu entfremden und starb schließlich einsam an einer unbekannten Adresse.

Wo eine Generation übersprungen wird, ist vieles leichter. Oder haben Sie nicht schon von den schönen Stunden gehört, die Großeltern mit ihren Enkelkindern verbringen? Diese vertrauen sich ihnen oft lieber als den eigenen Eltern an, die vielleicht weniger Zeit haben zuzuhören, sie zu beruhigen oder ihnen einen Rat zu geben.

Wenn Sie keine Enkel haben, ist es bestimmt die Mühe wert, den Kontakt zur jüngeren Generation durch Neffen und Nichten, Patenkinder oder Kinder von Freunden und Bekannten aufrechtzuerhalten.

Eine 85-jährige Frau berichtet ganz begeistert von ihren Erlebnissen mit den Nachbarskindern. Anfangs hat sie zwar das Lärmen und Toben sehr in ihrer Ruhe gestört, dann aber hat sie gemerkt, dass damit auch ihr eigenes Leben wieder mehr Inhalte bekommt.

Eine 75jährige wiederum fand als „Leihoma" eine neue Lebensaufgabe.

WIE KÖNNEN GENERATIONENKONFLIKTE ÜBERWUNDEN WERDEN?

- Lernen Sie die jungen Menschen mit ihren Bedürfnissen kennen
- gehen Sie auf diese Bedürfnisse ein
- erinnern Sie sich an die eigenen Konflikte mit den „Alten"
- versuchen Sie die eigenen Vorurteile abzubauen
- reden Sie mit dem jüngeren Menschen
- nehmen Sie am aktuellen Leben teil
- akzeptieren Sie auch Veränderungen, die das heutige Leben mit sich bringt
- arbeiten Sie an der eigenen Veränderung und verlangen Sie diese nicht nur von anderen
- vermeiden Sie Äußerungen wie: „Das hätte es bei uns nicht gegeben"
- mischen Sie sich nicht in das Leben der Jungen ein
- drängen Sie Ihren guten Rat nie auf, warten Sie, bis Sie gefragt werden

Manchmal kommt es aber durch das Zusammentreffen und Zusammenleben von verschiedenen Generationen zu Konflikten. Warum wohl? Weil das Verständnis für die unterschiedlichen Bedürfnisse der beiden Generationen abhanden gekommen ist. Der ältere Mensch erwartet naturgemäß, so hat er es ja in seiner Erziehung gelernt, Verständnis für seine Art die Welt zu sehen von der jüngeren Generation. Und umgekehrt.

Vergessen Sie nie: Auch die Alten können von den Jungen lernen.

Was aber, wenn es im langerprobten Zusammenleben mit dem Partner, der Lebenspartnerin, zu nicht enden wollenden Konflikten kommt?

Scheidung – der neue Wohlstandstrend

Noch nie zuvor hat es soviele Scheidungen nach 30 Jahren Ehe gegeben. Dafür gibt es mehrere Gründe:

- Die Kinder sind aus dem Haus und die äussere Fassade muss nicht mehr aufrecht erhalten werden
- die finanziellen Möglichkeiten erlauben es
- ein erwachtes Selbstbewusstsein lässt jetzt auch Frauen im reifen Alter einen neuen Sinn im Leben suchen
- auch der Mann möchte sich im letzten Drittel seines Lebens selbst verwirklichen

Nach langen Jahren der beruflichen Trennung – weil beide oder einer der Ehepartner woanders beschäftigt war – könnten die Pensionsjahre eine wunderbare Gelegenheit sein, endlich mehr Zeit miteinander zu verbringen.

Könnten. Denn was vielen nicht bewusst ist: oft hat man sich im Laufe der Jahre auseinander gelebt. Man hat eigene Interessen entwickelt, jemanden kennen gelernt, der einen scheinbar besser versteht, man hat sich nichts mehr zu sagen und sieht sich bestenfalls gelegentlich im gemeinsamen Freundeskreis.

Die hausinternen Spannungen können schließlich so stark werden, dass eine Trennung als die einzige Lösung erscheint.

Oder würden Sie mit jemandem leben wollen, mit dem Sie sich nur über lautes Brüllen oder Zettel schreiben verständigen können, bzw. für den Sie Luft sind? Wenn täglich die Fetzen fliegen und Tränen fließen, dann ist der Gang zum Rechtsanwalt vermutlich angezeigt. In solchen Fällen hilft es, sich eines Mediators zu bedienen, das sind Personen, die in Konfliktfällen vermitteln können und ein Gespräch beim Anwalt überhaupt erst ermöglichen.

Was aber passiert danach? Wenn – im allgemeinen – die Frau allein vor den Trümmern einer verpfuschten Lebensplanung steht. Sich (nach dem alten Erziehungsmuster) Vorwürfe macht, wo sie versagt hat. Sich fragt, ob sie wohl mit den Alimenten, die ihr zugesprochen wurden, auskommen und den gewohnten Lebensstandard wird beibehalten können.

Menschen in der zweiten Lebenshälfte möchten sich in der Regel nichts mehr vorschreiben lassen und auch nicht nachgeben, wenn es um Biegen oder Brechen geht. Wie sonst lässt es sich erklären, dass so mancher Topmanager am Höhepunkt der Karriere bei einer Meinungsverschiedenheit mit dem Aufsichtsrat alles hinhaut?

Wenn es zur Trennung einer langjährigen Lebensgemeinschaft kommt, ist es jedenfalls noch wichtiger, sich darüber Gedanken zu machen, wie das Leben nach der Scheidung wohl aussehen könnte. Die Beantwortung der folgenden Fragen ist dann wichtig:

- Wie baue ich mein Selbstwertgefühl wieder auf?
- Wie bleibe ich als alleinstehende, nicht mehr ganz junge, Frau in der Gesellschaft begehrt? (Männer haben es da leichter)
- Wie gehe ich mit den gemeinsamen Freunden um? Werden die weiterhin mit mir verkehren?
- Wie kann ich die Lücke schließen, die der Partner im gemeinsamen Haushalt hinterlassen hat? Leere Wohnung, leeres Bett, keine Ansprache.
- Wie verhalte ich mich meinen Angehörigen gegenüber? Den anderen schlecht machen erweckt kein Verständnis.
- Werde ich ohne Begleitung von meiner Umwelt genauso akzeptiert?
- Komme ich mit dem gesetzlichen Unterhalt zurecht?

Ein Ehepaar, das sich 15 Jahre lang auseinandergelebt hatte, brachte nicht den Mut auf, miteinander zu reden. Als die Situation eskalierte (die Frau fand Rechnungen für teure Geschenke im Sakko, das in die Reinigung ging, die der Mann offensichtlich absichtlich dort gelassen hatte) wurde das Leben im gemeinsamen Haus unerträglich.

Auf die Frage einer Freundin: „Hast du nicht versucht, die Ehe zu retten?“ war die Antwort: „Ich habe ihm sowieso jeden Tag eine Szene gemacht“.

Das Ende war vorprogrammiert, die Trennung unausbleiblich. Er kaufte ihr ein Reihenhaus und verabschiedete sie mit einer großzügigen Abfertigung, den Möbelstücken ihrer Wahl und dem Hund.

Sie kapselte sich von den alten Freunden ab. Er wandte sich einer jungen Frau zu, die aber mit dem alten Freundeskreis nichts anzufangen wusste, weil sie noch in den Windeln lag, als die „alte Runde" im Zenith des Lebens stand.

Wenn der Lebenspartner stirbt

Die Scheidung einer Ehe ist schon ein recht schmerzliches Erlebnis. Der Verlust des Ehepartners nach vielen Jahren des Zusammenseins ist aber ungleich einschneidender. Selbst wenn die Ehe nicht die beste war, so bricht doch unendliche Einsamkeit und Verlassenheit über den Hinterbliebenen herein.

Ganz schlimm ist es, wenn die Partner einander vorher viel bedeutet haben. Stets füreinander da waren. Alle Hobbies miteinander teilten.

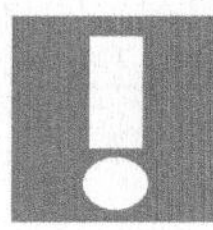

> *„Ich frage Sie vor Gottes Angesicht: Nehmen Sie Ihre Braut als Ihre Frau an und versprechen Sie, ihr die Treue zu halten in guten und bösen Tagen, in Gesundheit und Krankheit, sie zu lieben, zu achten und zu ehren, bis dass der Tod Euch scheidet?"*
>
> Altes Ehegelübde in der katholischen Kirche

Die Meinungen gehen auseinander, ob es dann besser ist, wenn einer plötzlich tot umfällt oder der geliebte Mensch langsam aber unausbleiblich von einem Krebsleiden dahingerafft wird.

Der Unterschied liegt auf der Hand: im ersten Fall konnte man sich nicht einmal mehr verabschieden. Nicht mehr sagen „ich habe das doch nicht so gemeint, was ich gesagt habe, als du gestern weggingst". Schuldgefühle sind dann ganz normal.

Im zweiten Fall ist das Leiden umso größer: weil man mitanschauen muss, wie der geliebte Mensch dahinsiecht ohne dass man helfen kann.

Eine Frau, die erfahren musste, dass ihr Mann an einem Kopftumor litt, tat alles, um ihm ein Sterben daheim zu ermöglichen. Sie holte sich Hilfe von einer Freundin, deren Mann auf ähnliche Weise ums Leben gekommen war. Und sie suchte Zuspruch bei Brüdern und Schwestern, die ihr halfen, stark zu bleiben.

Ein Jahr lang war die in der Gesellschaft überaus geschätzte Frau für ihre Umwelt nicht vorhanden. Dann trat sie von sich aus wieder an die Öffentlichkeit, baute das Haus um und begann wieder Leute einzuladen. Ihr früh verstorbener Mann ist auf Fotos in jedem Zimmer immer mit dabei.

Wussten Sie, dass ein **Leichenschmaus** auf dem Land noch immer etwas unerhört Wichtiges ist? Familie, Freunde und Verwandte werden nach dem Begräbnis ins Wirtshaus eingeladen und gedenken des lieben Verstorbenen. So wie jedes Ritual wird dem zurückgebliebenen Partner signalisiert, dass er in seinem Schmerz nicht allein ist und dass das Leben weitergeht.

Was einmal als besonders berührend empfunden wurde: Während bei einem solchen Treffen nach dem Begräbnis am Bildschirm eines Laptops die Fotos aus dem Leben einer eben Begrabenen abliefen – die glücklichsten Momente – konnte jeder noch seine persönlichen Erlebnisse mit der Verstorbenen als letzten Gruß an den Witwer hinterlassen.

Die Zeit nach dem Begräbnis

Unsere westliche Kultur, wenn man sie so bezeichnen kann, bringt es mit sich, dass wir uns vor Tod und Trauer verschließen. Ist da eine Witwe, ein Witwer nicht noch schlimmer dran, als ein Paar, das geschieden wurde?

Wenn die Aufregung und die Besorgungen um Tod und Begräbnis vorbei sind, setzt beim Trauernden nämlich eine unheimliche Leere ein. Da sollten wir uns nicht scheuen, anzurufen, um uns nach dem Befinden zu erkundigen und zu fragen, ob Hilfe gebraucht wird.

Hat der Verstorbene alle finanziellen und sonstigen Angelegenheiten geordnet? Ist rechtliche oder Unterstützung in Steuersachen gefragt? Nicht jeder kann dem Sterben ins Auge sehen und vorher seine Papiere in Ordnung bringen, damit der Ehepartner, oder wer immer betroffen ist, später nicht im Chaos versinkt.

Viele Frauen haben ausserdem keine Ahnung, wie man eine Sicherung repariert, einen Stecker anbringt oder kleinere Haushaltsreparaturen ausführt. Und welcher Mann hat schon gelernt zu kochen, Wäsche zu waschen, zu bügeln oder die Hausarbeit und kleinere Flickarbeiten zu verrichten?

Nicht wenige Menschen sind stolz darauf, wenn Sie aus Tradition Aufgaben für den Partner übernehmen, die dieser genauso gut selbst bewerkstelligen könnte. Man hört unter alten Menschen immer wieder Bemerkungen wie „Mein Mann kann nicht einmal ein Ei kochen oder einen Knopf annähen, dazu hat er ja mich!" Oder: „Ich würde nie daran denken, meine Frau Haushaltsgeräte reparieren zu lassen. Ich habe es immer getan, das ist Männersache".

Es hilft also, rechtzeitig den Mann in den Supermarkt zum Einkaufen mitzunehmen oder der Frau zu zeigen, wo das gemeinsame Vermögen angelegt ist.

Keinesfalls sollte man es wie jene Frau machen, die wusste, dass sie bald an Krebs sterben würde, aber dies für sich behielt. Sie legte peinlich genau alle Dokumente und Instruktionen in einer Mappe zusammen und übergab diese knapp vor dem Sterben ihrem Gatten. Den Schock über die plötzliche Konfrontation mit dem Tod wurde der Mann noch jahrelang nicht los. Er hatte niemanden, dem er seine Gefühle anvertrauen konnte.

Was heißt das in der Praxis? Ohne die Mitmenschen geht gar nichts.

Wo diese fehlen – oder eine entsprechende Nähe zu ihnen – können Diskussionsrunden mit Gleichgesinnten helfen.

Selbsthilfe in der Gruppe

Sie funktioniert am besten. Besonders, wenn ein erfahrener Psychologe die Diskussion leitet.

Diese Erfahrung machten ein gutes Dutzend Frühpensionisten, die sich in einem EURAG-Arbeitskreis unter der Leitung der Psychologin Dr. Gertraud Czerwenka-Wenkstetten zusammenfanden, um von den Erfahrungen anderer zu profitieren und herauszufinden, wie die späteren Lebensjahre sinnvoll gestaltet werden könnten.

Wenn einer, wie ein 86jähriger Witwer, der nach 56 Jahren Ehe plötzlich seine Frau verloren hatte und dessen Körper „angefüllt mit Verlust" war, nur noch die Bitte hatte, dass „der Herrgott mir helfen oder mich aus der Einsamkeit erlösen soll".

Die Lösung auf Erden war schlussendlich recht einfach: Durch den Zuspruch der Gruppe fand er den Kontakt zu einer ebenso alten wie einsamen Dame, mit der er reden und fernsehen konnte. Die war übrigens genauso glücklich wie er, dass sie wieder eine Ansprache hatte.

Umgekehrt gab es eine Teilnehmerin, die erst nach dem Tod des geliebten Mannes, der allgemein als dominant galt, mit sich selbst ins Reine kam: Indem sie eine Nähe zu sich selbst entwickelte, den eigenen Körper spüren und so sich selbst lieben lernte.

Der Erfahrungsaustausch in einer Selbsthilfegruppe hilft aber auch, mit der eigenen Krankheit zurecht zu kommen.

Was macht man, wenn einen die Diagnose „Krebs" trifft?

Sich zurückziehen hilft gar nichts. „Es ist schade, dass ich fünf Jahre lang wie erstarrt gewartet habe", gab eine Mitfünfzigerin nach einer Brustkrebsoperation zu. Besser wäre es gewesen, sich einer Selbsthilfegruppe anzuschließen, die Betroffenen wie Angehörigen mit Erfahrungen aus erster Hand weiterhelfen kann.

Es hilft auch, wenn man sich, wie eine Frau, die mit der Diagnose „Darmkrebs" konfrontiert, war, der nächsten Umgebung mitteilt. Gemeinsam beteten alle mit der gläubigen Frau für eine baldige Genesung.

Was können wir aus den vorangegangenen Beispielen lernen?

- Ein gutes soziales Netz hilft über vieles hinweg
- es ist überaus lohnend, sich in die Welt der heute Jungen einzufühlen
- es ist nie zu spät ein neues Leben zu beginnen

Eine 64jährige, deren Mann sie einer jüngeren Frau wegen verlassen hatte, kämpfte lediglich um die finanzielle Sicherung ihrer Zukunft im Alter. Dann richtete sie sich ihr neues Leben ein und tat fortan alles, wozu sie während ihrer Ehe weder Zeit noch Gelegenheit hatte.

Mit einer Krankheit leben lernen

Der frühere österreichische Bundespräsident Dr. Rudolf Kirchschläger ist sicherlich vielen noch in Erinnerung. Er lebte offensichtlich in einer glücklichen Ehe, hatte keine finanziellen Sorgen und fand stets ein gutes Wort für seine Mitmenschen.

Was kaum einer wusste, teilte der damals 75jährige Altbundespräsident einmal ganz offen einer Runde von Tiroler Senioren mit.

Nach einer 9½ stündigen Operation (Diagnose: Darmkrebs) musste er fortan mit einem künstlichen Ausgang leben. Er machte fast alle Krankheiten durch, die man im Alter bekommen kann. Er bekam kaum Luft, ein Knie machte nicht mehr mit und dann musste er auch noch erfahren, dass die Augennetzhaut sich aufzulösen begann und er langsam aber sicher erblinden würde.

Was tat er in dieser Situation?

Vor allem eines nicht: er beneidete nicht jene, denen es, wie einer ganzen Menge seiner Bekannten, besser ging. Die noch Berge besteigen, eine Weltreise machen oder zu Turniertänzen antreten können.

Ein zweites schien ihm aber mindestens ebenso wichtig. Kirchschläger in seiner Rede damals: „Wenn wieder so ein Tief kommt, dann denke ich immer an meine Schulfreunde. Es sind gar nicht so wenige, die durch einen Schlaganfall ihrer Bewegungsfähigkeit, manchmal auch ihrer Geistesfähigkeit, beraubt sind und für die das Alter wirklich mühsam geworden ist. Wenn wir solche äußeren Umstände von Zeit zu Zeit überdenken, dann erkennen wir, warum wir auch Grund haben froh zu sein und uns über dieses Leben zu freuen“.

Neue Wohnformen

Es ist eine unabwendbare Tatsache, dass es keine Großfamilie mehr gibt, in der drei Generationen voneinander profitieren können: Die Kleinen von Oma und Opa, die sie tagsüber betreuen. Die Alten selbst von der tröstlichen Tatsache, dass sie noch gebraucht werden und eine Aufgabe haben. Die Eltern schlussendlich von den eigenen Eltern, mit denen sie einen verlässlichen und liebevollen Aufpasser für den Nachwuchs in greifbarer Nähe haben.

Das alles kann es naturgemäß nicht mehr geben, wenn die Generationen in unterschiedlichen Landesteilen oder gar Kontinenten leben, mehrere

Großelternpaare für Kinder aus unterschiedlichen Ehen zuständig sind, oder aber es überhaupt keine Nachkommen gibt.

Weil das alles nichts Neues ist, haben sich längst andere Formen des Lebens im Alter herauskristallisiert:

- **Wohnen für Hilfe:** ein Zimmer oder Teile der eigenen Wohnung werden kostenlos Studenten überlassen, die als Gegenleistung einkaufen, Staubsaugen und ähnliche Tätigkeiten verrichten (siehe auch Kasten Seite 84)
- **Wohnen in einer Wohngemeinschaft mit Gleichaltrigen:** Die Mitbewohner stehen einander bei den täglichen Verrichtungen und im Krankheitsfall bei.
- **Wohnen im Verbund:** Eine in den nordischen Staaten und in Großbritannien bereits verbreitete Wohnform: Ganze Wohnanlagen werden von Haus aus für Jungfamilien und Pensionisten geplant, die Tür an Tür wohnen und einander helfen.

Soziologie-Professor Amman hat eine Zukunftsvision: Wohngemeinschaften, in denen jüngere Alte und alte Alte gemeinsam versuchen, Alltagsschwierigkeiten und Alltagsveränderungen leichter erträglich zu machen.

Ab ins Altersheim?

Was ist eigentlich so schlimm daran, wenn Kinder und Freunde (und letztlich auch der eigene Verstand) einem nahe legen, dass man in betreuter Umgebung besser aufgehoben ist, als wenn man mutterseelenallein versucht, die immer schwierigeren Hürden des Alltags zu bewältigen?

Selbst wenn jeden Tag jemand kommt, um einen zu waschen, das Essen zu bringen und zu sehen, ob man überhaupt noch lebt, so ist die Alternative „Altersheim“ oder „Seniorenresidenz“ doch um ein ganzes Stück würdiger: Denn in einem gut geführten Altensitz

- behält man seine freie Zeiteinteilung. Kann also tun und lassen, was man will
- hat immer einen Arzt zur Stelle und, falls nötig, eine eigene Bettenstation bei einer akuten Erkrankung
- kann man allein oder in der Gruppe essen

- hat man jede Menge Ansprache und ein tägliches Unterhaltungsprogramm
- fällt man niemandem zur Last

Also: Es besteht wirklich kein Grund, das Wohnen unter Gleichgesinnten als Strafe zu betrachten.

Ideal ist freilich ein fließender Übergang vom dritten in den vierten Lebensabschnitt. Ich habe von einer Dame gehört, die mit 85 ins Altersheim übersiedelte, dennoch aber ihre alte Wohnung behielt. Mit 90 zog sie wieder aus, weil „da so viele alte Menschen sind". Ihren Platz behielt sie. Für alle Fälle.

Eines gilt es allerdings zu bedenken: Ein gutes Heim ist nicht billig. Wer seinen Erben etwas hinterlassen möchte, muss damit rechnen, dass diese für alle Schulden haftbar gemacht werden, die durch den Aufenthalt entstehen. Grundbesitz oder Eigentumswohnungen im Nachlass sind leicht auffindbar und eignen sich daher besonders zum Versilbern.

III Betreuung und Abschied nehmen

1 Pflegebedürftigkeit

Überlegungen zur Betreuung älterer Menschen mit Gebrechen – Betreuungsstrukturen – Pflegebedürftigkeit – Motivation – Verantwortung – Wo liegen die Grenzen

Soll ich einen alten Menschen zu Hause betreuen?

WAS DIE PSYCHIATER SAGEN

„Im letzten Lebensabschnitt muss der ältere Mensch keinesfalls resignieren, sondern er kann durch die Auseinandersetzung mit vorangegangenen Lebensperioden zu neuen Einsichten gelangen und er kann lernen."

Univ.-Prof. Dr. **H. G. Zapotoczky**,
Univ.-Prof. Dr. **P. K. Fischhof**

Oft wird es als soziale Pflicht wahrgenommen, den kranken und pflegebedürftigen Partner oder die Eltern zu Hause zu betreuen. Die Umstände, unter denen eine Versorgung zu Hause durchgeführt wird, können jedoch sehr unterschiedlich sein.

Vielleicht ist die zu betreuende Person ein Familienmitglied (Ehepartner, Vater oder Mutter, Großvater oder Großmutter usw.) oder ein Freund, und sie kann älter oder jünger sein als der Betreuer. Sie wohnen zusammen oder getrennt, Sie bekommen vielleicht Hilfe von anderen Familienmitgliedern, Freunden oder auch professionellen Helfern, und der Grad der Behinderung oder Abhängigkeit des älteren Menschen kann mehr oder weniger groß sein.

Für den Fall, dass es sich um einen Ehepartner oder Verwandten handelt, der bereits bei ihnen wohnt und nur leicht behindert ist, haben viele Menschen überhaupt keine Zweifel daran, dass sie diese Betreuerrolle übernehmen wollen. Aber für den Fall, dass schwere körperliche oder geistige Behinderungen vorhanden sind, sollten Sie sich folgende Fragen stellen:

- Was motiviert Sie, diese Aufgabe zu übernehmen?
- Wollen und können Sie diese Aufgabe übernehmen oder ist es nur das Pflichtgefühl?
- Sind Sie körperlich und geistig selbst dazu in der Lage?
- Ist die Wohnsituation geeignet?
- Welche anderen Möglichkeiten stehen zur Auswahl?
- Welche Belastungen kommen auf Sie zu (körperlich, seelisch)?
- Was würde der Betroffene bevorzugen?
- Sind sonstige Hilfen nötig?
- Können Sie fremde Hilfe annehmen?

Was ist die eigene Motivation?

Die Pflegerrolle kann eine große und ständige Verpflichtung sein, und zwar jeden Tag vierundzwanzig Stunden lang, vor allem, wenn der ältere Mensch schwer behindert ist.

- Dann erfordert sie vom Betreuer einen großen Aufwand an Zeit und Mühe
- stellt für diesen eine starke psychische, körperliche und emotionale Belastung dar
- verursacht oft auch finanzielle Probleme
- schränkt sie die Tätigkeiten und das Leben der Betreuer sehr ein.

Die Motivation, aus der heraus Sie die Pflegerolle übernehmen wollen, beeinflusst weitgehend Ihre Haltung und Gefühle der Person gegenüber, für die Sie sorgen, und umgekehrt.

Mögliche Motive sind:

- Ein **echtes Bedürfnis**, helfen zu wollen, dem im besten Fall Gefühle der Liebe und der Zuneigung zugrunde liegen. Dies ist die einzige gesunde Basis für die Fürsorgerolle. Sie birgt jedoch auch die Gefahr, sich zu überfordern und nichts abgeben zu können.
- Ein **Gefühl der Verpflichtung**, vielleicht aufgrund von moralischem Druck von Seiten anderer. Eine Betreuung, die nur widerwillig geleistet wird, kann leicht zur Last werden und zu Unwillen oder sogar zu feindseligen Gefühlen auf beiden Seiten führen.
- Die **Ansicht**, dass Sie **gesetzlich dazu verpflichtet** sind. Obgleich das Gesetz von Land zu Land verschieden ist, trifft dies bestimmt nicht bei älteren Verwandten und Freunden oder gar bei einem schwer behinderten Ehepartner zu, für die Sie nicht mehr sorgen können, und sofern eine andere Form von Fürsorge möglich ist.
- **Finanzielle Vorteile**, wenn der alte Mensch z.B. reich ist oder eine hohe Rente bezieht.

Die Ziele der Betreuung sind oft sehr umfangreich und sollten genau geplant werden. Hier helfen professionelle Helfer (z.B. Pflegepersonen), realistische Ziele zu definieren.

Generell bedeutet Betreuung, die grundlegenden Bedürfnisse des alten Menschen zu befriedigen, mit Behinderungen fertig zu werden, diesen Menschen körperlich und geistig aktiv zu halten und emotionelle Sicherheit zu bieten.

- **Grundlegende Bedürfnisse** umfassen ausreichende Bequemlichkeit und Wärme, eine ausgewogene Kost, saubere Kleidung und persönliche Körperpflege.
- **Behinderungen** erfordern möglicherweise Hilfe bei den alltäglichen Verrichtungen sowie Krankenpflege zu Hause (z.B. bei Beweglichkeitsproblemen oder Blasenschwäche), Unfallverhütung (z.B. bei geistiger Verwirrung oder Demenz) und die Aufsicht bei der Einnahme von Medikamenten.
- Die **Erhaltung körperlicher und geistiger Aktivität**. Die Einschränkung der Beweglichkeit ist vielleicht die größte Gefahr für einen behinderten alten Menschen; sie bringt das Risiko mit sich, zuerst an das Haus, dann an den Stuhl und schließlich an das Bett gefesselt zu sein. Sie beeinträchtigt nicht nur den Alltag des älteren Menschen, sondern kann auch zu Komplikationen führen, die eine intensive Krankenpflege nötig machen.

Die Einschränkung der Beweglichkeit kann durch zu wenig oder durch zu viel Betreuung hervorgerufen werden:

- Zu wenig Betreuung – der ältere Mensch wird lange Zeit unbeaufsichtigt gelassen oder wegen geringer Beschwerden ins Bett gebracht und nicht ermuntert, das Bett wieder zu verlassen (vielleicht steht es an einem ungünstigen, abgelegenen Platz). Der Zustand des alten Menschen kann sich schnell verschlechtern, bis er bettlägrig ist und ein schwerer Pflegefall wird.
- Zu viel Pflege – der alte Mensch wird von unten bis oben bedient, isst zu viel und bewegt sich nicht, wird dick, steif, lethargisch und träge.

Es gilt, das richtige Gleichgewicht zu finden zwischen ausreichender Pflege, wenn sie unbedingt nötig ist, und Ermunterung des alten Menschen, so viel wie möglich für sich selbst zu tun.

So berichtet Frau K., Gattin eines demenzkranken 85jährigen Mannes, dem Psychologen von ihren Bemühungen, diesen bei fortgeschrittener Demenz wieder zur Sauberkeit zu erziehen. Sie macht ihrem Ärger Luft, dass er sich nicht bemühe, obwohl er doch gehen kann. Also mache er ihr alles zu Fleiß. Im Gespräch stellt sich heraus, dass Frau K. über die Demenzerkrankung zu wenig aufgeklärt ist. Sie meint, es sei wie bei einem Kind, dem man alles zeigen und konsequent sein müsse. Dann gehe das schon wieder. Ihre Überforderung spiegelt sich in Aggressionen und Wut über den nicht motivierten Gatten.

Wie viel Verantwortung habe ich und wo liegen die Grenzen?

Für einen abhängigen alten Menschen zu sorgen bedeutet nicht, dass Sie alle seine Entscheidungen und Geschäfte übernehmen, sondern dass Sie Unterstützung gewähren, wenn sie nötig ist. Die Entscheidung darüber, wie weit diese Unterstützung gehen soll, ist nicht leicht, ebenso wenig wie in allen Situationen den richtigen Rat zu geben.

Wenn eine kranke Person für sich nichts mehr entscheiden kann, ist oft die Einsetzung eines Sachwalters (das kann auch der Partner sein) nötig. Dieser ist dann vom Gericht dazu ermächtigt, Entscheidungen für den Kranken zu treffen, und muss diesem auch Bericht erstatten.

Aber jede Betreuung hat auch ihre Grenzen, vor allem dort, wo der Betreuer überfordert ist. Loslassen zu können ist ein wichtiger Faktor, um eigene Überforderung zu vermeiden. Schuldgefühle sind hier fehl am Platz. Oft passiert es, dass Betreuer durch die Betreuung kränker sind als der Betroffene selbst. Das sollte nicht passieren!

Abschied nehmen

beginnt nicht erst mit dem Sterben, sondern oft schon viel früher. Da vieles zuerst aber nicht wahrgenommen wird, kommt die Realität oft aus heiterem Himmel. Man ist vom Schlag getroffen.

Loslassen und Abschied nehmen ist ein individueller Prozess, und unterschiedliche Maßnahmen können dem Angehörigen hilfreich sein. Einige seien hier angeführt:

- So viel Zeit miteinander verbringen und sinnvoll gestalten, wie man in der Lage ist aufzubringen.
- Erinnerungen, eventuell unterstützend mit einem Fotoalbum, austauschen und nicht enttäuscht sein wenn sich der Betroffene nicht mehr erinnert. Erzählen Sie die Geschichten täglich neu, wenn der Betroffene aufmerksam zuhört.
- Je nach Bedürfnis des Betroffenen und der Angehörigen soll Nähe gelebt werden. Von Umarmung bis Kuscheln ist alles erlaubt, wenn es beide wollen.
- Angehörige können angenehme Begebenheiten in ein Tagebuch schreiben, um gemeinsame Erlebnisse mit dem Betroffenen möglichst lange aufrecht zu erhalten.
- Sie können gemeinsam Ihre Kreativität zum Ausdruck bringen, indem Sie Collagen miteinander kleben. Auf eine Schere kann man verzichten, wenn der Betroffene Schwierigkeiten damit hat. Die Bilder können auch aus den Zeitschriften herausgerissen werden.
- Alles was Sie noch miteinander unternehmen, erleben oder sehen möchten, sollten Sie tun. Zu beachten ist dabei, dass es zu keiner Überforderung des Betroffenen und des Betreuenden kommt. Besprechen Sie sich mit dem Arzt Ihres Vertrauens.
- Angehörige sollen Sorgen, Ängste, Empfindungen mit einer Person des Vertrauens besprechen (Familie, Freunde, Experten, Angehörigengruppen).

- Gefühle, die der Angehörige niemandem mitteilen kann oder möchte, sollte er sich von der Seele schreiben, wenn schon nicht reden. Durch Kreativität können ebenfalls Gefühle zum Ausdruck gebracht werden (Bilder malen, Tonfiguren herstellen u.ä.).
- Unterstützend ist auch das Lesen von Büchern, die beschreiben, welche Methoden oder Rituale noch angewendet werden können, um Abschied zu nehmen.

WAS DIE EXPERTIN SAGT

„Festhalten ist das Gegenteil von loslassen und ist nicht gleichbedeutend mit fallen lassen. Selbst wenn jemand ein Glas fallen lässt, muss er sich um die Scherben kümmern. Wenn die innere Bereitschaft zum ersten Schritt des Abschieds fehlt, kann danach der Weg der Trauer nicht beschritten werden."

Gabriela Neubauer, Leitende psychiatrische Gesundheits- und Krankenpflegeperson, Graz

2 Fremde Hilfe annehmen lernen

Helfer und Hilfsdienste – Einweisung in ein Heim – Innere Faktoren und Struktur des Heimes

Das Annehmen von fremder Hilfe ist ebenfalls ein wichtiger Faktor zur eigenen Psychohygiene. Erkundigen Sie sich nach den Möglichkeiten für Hilfe von außen und machen Sie davon Gebrauch, wenn Sie das Bedürfnis danach verspüren. Warten Sie nicht, bis Ihre Lage unerträglich wird! Versuchen Sie dem älteren Menschen so gut wie möglich klar zu machen, welche Hilfe Sie brauchen und warum. Geben Sie ihm vor allem seelische Unterstützung und beruhigen Sie ihn, so dass es sich nicht von Ihnen im Stich gelassen fühlt. Wenn Sie dies nicht tun, kann der plötzliche Beizug fremder Hilfe zu Unsicherheit, Angstzuständen und ernster geistiger Verwirrung führen, wie zum Beispiel zu paranoider Angst vor Fremden oder der Zwangsvorstellung, „weggeschickt" zu werden.

Folgende Arten von Helfern und Hilfsdiensten stehen möglicherweise zur Verfügung:

- Andere Verwandte – die ab und zu einen Teil der Arbeit und Verantwortung bei der Betreuung übernehmen.
- Die Nachbarn, die für kurze Zeit unterstützen, um selbst etwas Freiraum zu haben.
- Der Hausarzt – der die notwendige medizinische Betreuung übernimmt. Wenn nötig kann er die Einlieferung in ein Tagesheim, ein Altersheim, ein Krankenhaus oder ein Pflegeheim arrangieren.
- Eine Hauskrankenpflegerin kann ein- oder zweimal in der Woche beim Baden helfen (wenn Sie dies körperlich zu sehr anstrengt oder Sie und die ältere Person es vielleicht peinlich finden) oder bei besonderen Krankheitsproblemen.
- Eine Heimhilfe oder Altenhelferin, die Sie bei der Verrichtung des Haushaltes unterstützt.
- Ein Sozialarbeiter kann Sie dabei unterstützen und Ratschläge geben, wie Sie Ihre Aufgabe durch Hilfen vereinfachen können.

WAS DIE EXPERTIN SAGT

„Pflegende Angehörige sind besonders gefährdet, durch Überforderung selbst krank zu werden. In Angehörigengruppen können Probleme, die mit der Betreuung auftreten, angesprochen werden. Ebenso bieten wir Schulungen für den Umgang mit demenzkranken Menschen an."

Antonia Croy, Vorsitzende der Österreichischen Alzheimer Angehörigengruppe

Ist die Einweisung in ein Heim ein Abschieben?

Manchmal ist es notwendig, einen alten, kranken und pflegebedürftigen Menschen auch in einem Heim unterzubringen. Für viele Betroffene, aber auch deren Betreuer stellt dies eine massive psychische Belastung dar. Oft wird ein Heimaufenthalt mit „Abschieben“ und „letzte Station vor dem Sterben“ gleichgesetzt. Deshalb wird darüber auch nicht gesprochen, bis es dann plötzlich notwendig ist und schicksalhaft passiert. Gerade dadurch bekommt das Heim aber einen so negativen Aspekt, obwohl viele Heime sehr bemüht sind, gute Pflege und Betreuung zu bieten. Die Übersiedelung in ein Heim und der Aufenthalt dort können nur gelingen, wenn offen darüber gesprochen wird und alles gut geplant verläuft.

Welche Betreuungsmöglichkeiten gibt es?

An stationären Betreuungsformen stehen verschiedene zur Verfügung, die sich hinsichtlich der Struktur und der Möglichkeit der Übernahme von Personen mit einer Demenzerkrankung unterscheiden. Eine grobe Einteilung kann nach folgenden Aspekten getroffen werden:

- Höhe des möglichen Pflegebedarfes
- medizinisch/rehabilitative oder psychosozial/pflegerische Ausrichtung
- Eignung für Menschen mit Verhaltensauffälligkeiten und Demenzerkrankungen

Insofern ist zu entscheiden, welche Wohnform am geeignetsten ist. In Europa gibt es verschiedene Benennungen. Insofern sollte man sich nicht primär nach dem Namen, sondern nach der angebotenen Struktur richten.

Akutgeriatrien: Dies sind Krankenhausabteilungen, die speziell für ältere Menschen gestaltet wurden. Das Ziel ist die Rückkehr nach Hause.

Assessmentabteilungen: Größere Geriatrische Zentren verfügen über eigene Aufnahmestationen. Hier wird gemeinsam mit Arzt, Pflege, Psychologen und Sozialarbeitern aufgrund von Untersuchungen überlegt, welche Betreuungsform für den älteren Menschen die optimalste ist.

Altenwohnheim: Ältere Menschen leben dort in einer eigenen Wohnung. Sie sind rüstig, erledigen den Alltag ohne fremde Hilfe und können sich in Gemeinschaftsräumen treffen. Manche Altenwohnheime pflegen bei Krankheit vor Ort. Manche dieser Heime werden auch Seniorenresidenzen genannt und bieten dann mehr Komfort für mehr Geld.

Altenheim: Haus für ältere Menschen, die nicht pflegebedürftig sind, aber Haushalt und Küche nicht mehr schaffen. Sie leben dort in Zimmern mit Bad/WC und bekommen bei Bedarf eine Grundpflege wie Anziehhilfe.

Diese Häuser bieten meist die Möglichkeit zum Umzug eines Bewohners in eine Pflegeabteilung, wenn sich sein Zustand verschlechtert.

Altenpflegeheim: Für ältere Menschen, die wegen Krankheit, Alter oder Behinderung auf Hilfe angewiesen sind. Sie werden gepflegt und, wenn nötig, rund um die Uhr betreut.

Geriatriezentren: Sie stellen neue, stark medizinisch, pflegerisch und therapeutisch orientierte Betreuungsstrukturen für ältere Menschen dar. Sie übernehmen Patienten mit höherer Pflegebedürftigkeit oder zur Rehabilitation.

Kurzzeitpflege oder Urlauberbetreuung: Diese stellt einen meist zeitlich begrenzten stationären Aufenthalt zur Rehabilitation oder während der Zeit der Abwesenheit (z.B. wegen eigenen Krankenhausaufenthalts) der familiären Betreuungspersonen dar.

Gerontopsychiatrische Abteilungen: Der Aufenthalt erfolgt meist wegen Verhaltensauffälligkeiten, Selbst- und/oder Fremdgefährdung oder psychiatrischen Erkrankungen. Der Aufenthalt ist zeitlich begrenzt.

Betreutes Wohnen oder Service-Wohnen: Ältere Menschen haben eine eigene Wohnung im Heim und können auf externe Hilfedienste wie „Essen auf Rädern", Krankenpflege und den 24-Stunden-Notruf zurückgreifen.

Hausgemeinschaft: Neue Form, in der kleine Gruppen älterer Menschen wie Familien zusammenleben. Jeder hat sein eigenes Zimmer. Der Alltag wird gemeinsam gemeistert, Präsenzkräfte helfen dabei. Oft sind mehrere Hausgemeinschaften in einem großen Haus organisiert.

Alten-Wohngemeinschaft: In den 80er Jahren entstandene Form nach dem Motto „Wir helfen uns gegenseitig". Pflegewohngruppen oder betreute Wohngruppen werden zusätzlich ambulant betreut.

Bei der Neuaufnahme in ein Heim ergeben sich verschiedene Fragestellungen

- Welches Heim ist die optimale Betreuungsform für den Betroffenen?
- In welchem Heim werden die für ihn notwendigen Maßnahmen auch entsprechend gesetzt?
- Wie kann die Aufnahme in dieses Heim möglichst stress- und störungsfrei erfolgen?

Weiters ergibt sich bei Vorliegen einer Demenz oft auch die Entscheidung zwischen den verschiedensten Konzepten der stationären Betreuung Demenzkranker, nämlich integrativer versus separativer Betreuung.

Nicht zuletzt ist der Umgang mit eigenen Schuldgefühlen der Angehörigen durch das subjektiv wahrgenommene Abschieben des Betroffenen in ein Heim ein wesentlicher Faktor.

Kriterien für die Entscheidung eines Heimes

Äußere Faktoren und Rahmenbedingungen

- Ist es ein neues Heim oder ein älterer Bau?
- Wohnen Verwandte, Freunde oder Bekannte in der Nähe des Altenheims?
- Ist die Senioren-Einrichtung gut an die öffentlichen Verkehrsmittel angebunden?
- Sind Grünflächen, Gaststätten und Cafes in der Nähe der Einrichtung?
- Können Einkaufmöglichkeiten und Geldinstitute gut zu Fuß erreicht werden?
- Hat das Heim ein Besuchzimmer bzw. Gästezimmer für Angehörige?
- Steht ein Hallenbad zur Verfügung? Gibt es Massagen- und/oder Gymnastikräume?
- Sind Friseur und Fußpflege für die Senioren im Heim vorhanden?
- Gibt es einen Heimbus, der auf individuellen Wunsch hin Fahrten übernimmt?
- Steht eine Teeküche im Wohnbereich der Pflegeeinrichtung zur Verfügung?
- Gibt es eine Cafeteria oder einen Kiosk mit Zeitschriften, Getränke usw?
- Ist das Heim behindertenfreundlich gebaut und mit Haltegriffen sowie Geländern ausgestattet?
- Hat das Heim eher einen Wohncharakter oder eine Krankenhaus-Atmosphäre?
- Ist ein Umzug in den Pflegebereich möglich, falls sich der Gesundheitszustand verschlechtert?
- Ist es ein privat finanziertes Heim oder gibt es Unterstützungen?
- Sind die anfallenden Kosten gut aufgeschlüsselt und verständlich dargestellt?

Innere Faktoren und Struktur des Heimes

- Wie viele Bewohner kommen auf eine Pflegeperson? Optimal wäre ein Pflegeschlüssel von 1–1,5:1 (Patient: Pflegeperson)
- Wie viele Personen befinden sich in einem Zimmer? Zu bevorzugen sind 1, 2 und für pflegebedürftigere und bettlägrige Personen auch 4-Bettzimmer, wenn eine entsprechende Wahrung der Intimsphäre gewährleistet ist, etwa durch optischen Sichtschutz. Die optimale Anzahl hängt auch stark von der Persönlichkeit und der Biografie des Erkrankten ab. Zu berücksichtigen sind z.B. eventuell auftretende Ängste in der Nacht, wenn der Patient allein ist. Hier wäre ein Zwei- oder Mehrbettzimmer besser geeignet. Ähnliches gilt für Personen, die gerne viel soziale Kontakte haben.
- Kann das Zimmer mit persönlichen Dingen, wie etwa Möbeln etc., eingerichtet werden? Diese Gegenstände erleichtern einerseits die Übersiedelung, helfen aber auch bei der Orientierung. Ein Übermaß an persönlichen Dingen verwirrt und überfordert jedoch auch. Weiters müssen vor allem Möbel auch den pflegerischen Aspekten und der Hygiene entsprechen. Oft ist es deshalb einfacher, persönliche Dinge auf kleinere, emotional hoch besetzte Objekte (Bilder, kleine Gegenstände etc.) zu beschränken.
- Haben die Bewohner ausreichende Möglichkeit der Beschäftigung? Gibt es für die Bewohner ein gutes Unterhaltungs- und Freizeitprogramm, Gruppenangebote? Diese sollten bei Demenzkranken nicht nur therapeutische Aktivitäten beinhalten, sondern möglichst dem täglichen Leben entsprechen.
- Gibt es einen Garten und kommen die Bewohner ausreichend an die frische Luft? Ist der Garten gesichert?
- Wie ist die ärztliche Versorgung organisiert?
- Stehen diverse therapeutische Maßnahmen wie Physiotherapie, Krankengymnastik oder Animation und Ergotherapie zur Verfügung?
- Wie erfolgt die psychische Betreuung der Betroffenen?
- Kann ich mich als Angehöriger an der Pflege beteiligen?
- Wie sind Besuchszeiten geregelt?
- In welchem Ausmaß kann der Betroffene auch weiterhin zu Hause betreut werden?
- Bietet das Heim dem Patienten ein demenzgerechtes Milieu?
- Sind die baulichen Kriterien, vor allem die Wohnlichkeit der Einrichtung, ausreichend Bewegungs- und Aufenthaltsmöglichkeiten im

Sichtfeld der Betreuer, ein Wandergarten mit ebenerdigem Ausgang bzw. nur geringe Sturz- und Behinderungsmöglichkeiten vorhanden?
- Sind die Zimmer der Heimbewohner abschließbar und klopft das Personal beim Betreten an?
- Ist im Zimmer ein eigenes Bad/WC mit Rufanlage und Haltegriffen vorhanden?
- Wie erfolgt die Tagesstrukturierung? Hat der Patient die Möglichkeit, sich unter Tags zu beschäftigen, und wird er in Aktivitäten eingebunden bzw. unterstützt und angeregt? Hier sollte auch das Konzept des Heimes und dessen Philosophie erfragt werden.
- Wie erfolgt die zwischenmenschliche Interaktion zwischen Bewohnern und Betreuungspersonen? Sind die Abläufe auf der Station so gestaltet, dass möglichst ein hoher Kontakt zwischen Pflegepersonen und Heimbewohnern gegeben ist? Befinden sich Heimbewohner primär allein in ihren Zimmern oder verbringen sie die meiste Zeit des Tages in einem sozialem Aufenthaltsraum und werden hier doch individuell betreut?
- Wie ist der Kontakt zwischen Pflegepersonal und Bewohnern? Geht das Personal respektvoll mit den Senioren um und werden diese im Pflegebereich geduzt? Hier sollte eine liebevolle, verständnisvolle, akzeptierende und nicht abwertende Interaktion gegeben sein.
- Welche anregenden und animierenden Aktivitäten werden geboten? Oder beziehungsweise erfolgt Kontaktaufnahme nur zu den Mahlzeiten und den therapeutischen Maßnahmen?
- Gibt es therapeutische und pflegerische Aktivitäten wie Toilettentraining, Inkontinenzprogramme bzw. andere Maßnahmen zum Erhalten der körperlichen Fähigkeiten?
- Können auch Tiere mitgenommen werden bzw. gibt es tierunterstützte Therapieprogramme?

Frau M., 83 Jahre, war immer eine resolute Frau. Nun musste sie aber ins Heim, da ihre eigene Wohnung für sie nicht mehr geeignet war. Bei ihrer Aufnahme war sie zornig, beschimpfte die Pflegeperson und den Arzt, sodass psychologische Hilfe angefordert wurde. Im anschließend geführten Gespräch konnte Frau M. ihre Probleme erstmals ansprechen. Sie hatte sich nie gedacht, ins Heim zu kommen. Ihre Wohnung war ihr Ein und Alles. Nun meinte sie alles aufgeben zu müssen. Im Gespräch wurden ihr die Möglichkeiten des Heimes von einer Rehabilitation zu Hause bis zu einer Langzeitbetreuung aufgezeigt. Frau M. wollte es nochmals versuchen und wurde auf eine Rehabiltationsstation überstellt. Nach einem Monat erfolgte ein Versuch wieder zu Hause zu wohnen. Dieser misslang aber. Nun konnte Frau M. der Übersiedelung ins Heim besser zustimmen. Sie wählte eine Wohngemeinschaft mit 6 anderen älteren Menschen.

„Ich hätte mir nie gedacht einmal in einer Wohngemeinschaft zu leben! Das ist doch etwas für junge Menschen!", meint sie bei der Übersiedelung.

3 Tiere und Pflanzen – neue Wege der Altenbetreuung

Haustiere pflegen – Einen Garten anlegen – Neue Aufgaben suchen

Wer hat sie nicht schon selbst gesehen. Ältere Frauen mit ihren Haustieren. Oft werden diese mehr verwöhnt, als die Person sich selbst Gutes tut. Aber wie Studien zeigen, hat die Betreuung eines Tieres auch positive Auswirkungen auf die Stimmung, den Antrieb und die körperliche Verfassung der Besitzer.

In letzter Zeit hat auch der Verein „Tiere als Therapie" von sich reden gemacht. Er bietet Ausbildungen in tierunterstützter Therapie an. Geprüfte Tiertherapeuten kommen mit ihren Lieblingen dann in Krankenhäuser, Pflegeheime, aber auch zu Kindern in Kindergärten.

Diese Maßnahmen helfen gegen Isolation und Einsamkeit.

„Mein Hund hat mich immer lieb", sagt eine alte Dame bei einem Gespräch über ihr Tier. „Auch wenn ich mal schlecht gelaunt bin!"

Insofern sind Tiere derzeit ein neuer wesentlicher Faktor bei der Betreuung älterer Menschen zu Hause oder auch in einem Heim.

Ähnlich verhält es sich mit Pflanzen. Sie bringen Leben in die Wohnung, Farbe wirkt sich positiv auf das Gemüt aus.

Therapeutisch werden auch Therapiegärten in Heimen eingesetzt. Sie stimulieren, aktivieren und regen die Sinne an. Gezielt gepflanzt verändern sie sich das ganze Jahr. Und man kann vieles dort auch ernten und essen. Hochbeete und gut begeh- und befahrbare Wege erleichtern die Nutzung.

WAS DIE ÄRZTIN SAGT

> *„Die Tiere sollen den menschlichen Kontakt nicht ersetzen, aber sie können Kontakte zu anderen Menschen fördern!"*
>
> Prim. Dr. **Eva Fuchswans**, Geriatriezentrum am Wienerwald

Herr Dr. Neuhauser, Arzt im Geriatriezentrum am Wienerwald, hat viele positive Erfahrungen mit seinem Therapiegarten, dem „7er Gartl", gemacht. Hier wird gemeinsam gepflanzt, gegossen, beobachtet, gerochen und auch gegessen. Und wer selbst nicht mehr aktiv sein kann, beobachtet einfach die anderen bei der Arbeit. Der Garten ist für viele ältere Menschen ein bekannter Bereich. Die hier durchgeführten Aktivitäten haben Sinn.

Das spricht aus der Sicht von Dr. Neuhauser für einen Therapiegarten.

Aus der Sicht der Bewohner:

- Die Wiederherstellung der Verbindung von Mensch und Natur in jedem Krankheitsstadium (auch mit einem Bett kann man in den Garten wenn er so gestaltet ist).
- Sinneserfahrungen wie sehen, riechen, fühlen als grundsätzliche Erlebnisqualitäten nutzen.
- Die Erhaltung von Mobilität, Interesse und mentaler Funktionen.
- Freude, Initiative, Sinn, Selbstwert.
- Das Aufbrechen von Isolation, Förderung von Gemeinschaft.
- Das Einsparen von Schlaf-, Schmerz- und Beruhigungsmitteln.
- Mehr soziale Kontakte.

Aus der Sicht der Mitarbeiter:

- Eine positive Identifikation, eine selbstverantwortete Initiative für eine Verbesserung der Arbeit.
- Eine Einladung zur hierarchiefreien Zusammenarbeit zwischen verschiedensten Berufsgruppen, Nationalitäten und Generationen.

- Eine Verbindung lustvoller Arbeit mit Anerkennung für eine besondere Qualität.
- Die Prävention von Burn out.
- Als Impuls für ein neues Selbstverständnis professioneller Betreuung durch die Einbeziehung der medizinisch-rehabilitativen Möglichkeiten des Freiraumes Garten.

WAS DER ARZT SAGT

> *„In diesem Sinne verstehen wir die Gartentherapie als Instrument zur Hebung und Sicherung der Lebensqualität und zur Förderung der Gesundheit der älteren Menschen in einem umfassenden Sinn."*
>
> Dr. **Fritz Neuhauser**, Geriatriezentrum am Wienerwald

4 In Ruhe sterben dürfen

Was braucht der Sterbende – Komplementäre Methoden als Hilfe

In vielen Religionen heißt es, dass beim Tode der Geist den Körper verlässt, um sich in eine andere Welt zu begeben, und dass sich der sterbende Mensch auf diesen Weg vorbereiten muss. Abgesehen von jenen Fällen, in denen der Tod rasch und ohne Vorbereitung eintritt, ist das Sterben unabhängig vom Glauben der Betroffenen zweifellos ein Vorgang, der körperliche, geistige und seelische Vorbereitung benötigt.

Die Erfahrungen von Menschen, die dem Tode nahe wieder zum Leben erwachten, legen den Gedanken nahe, dass das Sterben nicht unangenehm sein muss und die damit verbundenen Gefühle von der Einstellung der sterbenden Menschen abhängen. Probleme können sich dann ergeben:

- Wenn die betroffene Person ängstlich ist und sich gegen den Tod wehrt. Hier ist das Sterben möglicherweise voll Furcht und Panik
- wenn Schmerzen auftreten und diese nicht behandelt werden

- wenn man einsam ist
- wenn die Betreuungspersonen hektisch, ängstlich und unsicher sind

Gerade in letzter Zeit ist dem Sterben in unserer Gesellschaft wieder mehr Platz gegeben worden. Hospize und Palliativstationen bieten Lebensqualität bis zuletzt.

„Palliativmedizin ist die aktive, ganzheitliche Behandlung von Patienten mit einer progredienten, weit fortgeschrittenen Erkrankung zu der Zeit, in der die Erkrankung nicht mehr auf kurative Behandlung anspricht und die Beherrschung von Schmerzen, anderen Krankheitsbeschwerden, sozialen und spirituellen Problemen höchste Priorität besitzt."

Definition der Weltgesundheitsorganisation

Die Philosophie dieser Abteilungen ist anders als in normalen Krankenhausabteilungen. Nicht die Gesundung steht im Vordergrund, sondern die Optimierung des Wohlbefindens. Das Ziel in den letzten Tagen ist es daher, dem älteren Menschen so gut wie möglich dabei zu helfen, in einer angenehmen Umgebung ruhig, friedlich und würdevoll zu sterben.

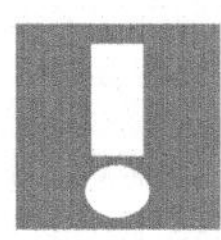

WAS DIE ÄRZTIN SAGT

„Nur der Leidende selbst weiß, ob ihm etwas weh tut und wie stark sein Schmerz ihn belastet: Er ist der einzige Experte für seinen Schmerz. Ist er aus somatischen oder kognitiven Gründen nicht mehr fähig, sich mitzuteilen, sind wir auf indirekte Schmerzzeichen angewiesen."

Prim. DDr. **Marina Kojer**, in: Handbuch multiprofessionelle Altenbetreuung zum Thema Palliative Geriatrie

Die wesentlichsten Bausteine der Palliativen Geriatrie sind:

- Eine echte, einfühlsame Kommunikation
- Ausreichende Schmerztherapie, Symptomkontrolle und palliative Pflege
- Die primäre Berücksichtigung von Patientenwünschen
- Ethik am Lebensende und Ethik für den Alltag
- Akzeptanz veränderter Grundbedürfnisse von sterbenden Menschen.
- Ergo- und Physiotherapie
- Wahrnehmung als Brücke zum Leben im Sinne von Basaler Stimulation
- Palliative Betreuung mittel- bis schwer dementer Hochbetagter
- Begleitung Sterbender und ihrer Angehörigen

Pflege sterbender Familienangehöriger zu Hause

Wer den Wunsch hat, zu Hause zu sterben, wünscht keine intensivmedizinische Therapie seines Leidens, sondern ausschließlich Maßnahmen, die seine Beschwerden lindern. Prinzipiell ist die Betreuung eines sterbenden Menschen zu Hause möglich.

Eine optimale Schmerztherapie muss dafür jedoch gewährleistet sein. Der Kranke bzw. der Angehörige kann entsprechend den Bedürfnissen die Schmerztherapie, so weit dies möglich ist, in Absprache mit dem Arzt selbst durchführen.

Nur eine möglichst gute Schmerzlinderung bietet dem Kranken Lebensqualität.

Die Betreuung zu Hause bietet oft auch einige Vorteile. Durch das Verbleiben bzw. die Rückkehr des Sterbenden in die Familie haben die Angehörigen mehr inneren Halt durch die Pflegeaufgaben und das Gefühl, nützlich und hilfreich zu sein, weil sie etwas für den geliebten Menschen tun können.

Während der Pflegehandlungen lassen sich Gespräche leichter führen, können Gefühle freier ausgedrückt werden und haben so auch die Angehörigen die Möglichkeit, Abschied zu nehmen.

Der Kranke weiß meist, was ihm gut tut und was ihn belastet. Die Pflegenden müssen nur gut hinhören können, um seine oft non-verbalen Botschaften zu verstehen.

Manche wollen in der letzten Zeit aktiv sein, andere wollen sich zurückziehen und Bilanz ziehen. Auf diese Bedürfnisse muss in der Pflege Rücksicht genommen werden. Falsch wäre, den Patienten in dieser Phase zu bevormunden.

Den Sterbenden bis an das Ende seines Weges zu begleiten verlangt vom Pflegenden, die eigene Identität und Gesundheit so lange wie möglich zu bewahren. Wenn die Pflege mehrere Monate oder länger dauert, müssen die Angehörigen daher lernen, ihre eigenen Bedürfnisse durch zeitweiligen Rückzug aus der bedrückenden Situation und Erholung wahrzunehmen. Nur dadurch ist eine Betreuung bis zuletzt möglich.

Folgende Überlegungen können bei diesem Prozess hilfreich sein:

- Seien Sie emotional „gesprächsbereit“. Achten Sie auf Ihre innere Stimme und Ihre Gefühle. Sie leiten Sie.
- Sich mit dem bevorstehenden Sterben eines anderen auseinander zu setzen bedeutet zugleich immer auch, von eigenen Ängsten zu sprechen. Besprechen Sie eigene Ängste mit anderen. Versuchen Sie nicht, alles allein zu lösen.
- Bieten Sie dem Kranken so oft wie möglich eine Gelegenheit, seine aufgestauten Gefühle durch „Gespräche“ oder „Berührungen“ loszuwerden und sich dadurch zu entlasten.
- Es kann helfen, sich mit dem „Wie“ und „Wo“ des bevorstehenden Sterbens auseinander zu setzen, auch wenn das „Wann“ noch im Raum steht.
- Nur der Erkrankte kann über die Gestaltung der verbleibenden Zeit bestimmen. Versuchen Sie zu akzeptieren, dass er durch seine Krankheit in seiner Welt lebt und dadurch auch sein Sterben individuell ist.
- Offenheit der Beziehung ist Voraussetzung für eine mitmenschliche Begleitung. Wenn Sie sich überfordert fühlen, ist auch eine „Auszeit“ erlaubt.
- Beziehungen fußen nicht mehr auf der gemeinsamen Hoffnung aufs Überleben, sondern auf der Hoffnung eines erfüllten Lebens – trotz oder wegen der begrenzten Zeit.
- Die Auseinandersetzung mit dem Sterben braucht Zeit. Sie verläuft in Phasen. Sowohl der Betroffene als auch die Angehörigen müssen oft ein Wechselbad der Gefühle durchmachen.
- Nahezu bis zuletzt taucht immer wieder Hoffnung auf. Die Angehörigen durchleben diese Gefühle ebenfalls – aber ein Unterschied ist

unüberbrückbar – sie leben noch in ihrem Alltag! Diese Selbstverständlichkeit geht dem Sterbenden allmählich verloren. Häufig sind deshalb Wahrnehmung und Empfindungen der Angehörigen und des Kranken in ein und derselben Situation unterschiedlich. Schweigen kann aufkommen. Gemeinsames Schweigen braucht aber nicht Isolierung zur Folge haben. Eine Berührung, das Halten der Hand kann helfen, das Schweigen positiv zu empfinden.

- Der Gesunde muss bereit sein, seine Empfindungen der Trauer, Wut, Mattigkeit und Erschöpfung nicht sofort wegzudrängen und durch Handlungsaktivität zu verdecken, sondern sie mit dem Kranken gemeinsam zu tragen. Damit ermöglicht er dem Kranken, solche Empfindungen bei sich ebenfalls zuzulassen. Ihnen Ausdruck zu verleihen entlastet. Man muss nicht immer stark sein.

Was braucht der Sterbende?

Diese Frage ist nicht so einfach zu beantworten. Folgende Überlegungen können helfen, die „optimale" Betreuung zu finden.

- Gibt es Anzeichen für Schmerzen oder sonstige Belastungen? Diese äußern sich oft in verschiedensten Verhaltensauffälligkeiten. Schmerzen sollten auf jeden Fall behandelt werden. Schmerzmittel haben manchmal Nebenwirkungen wie Benommenheit, Verwirrtheit, Halluzinationen und Verstopfung. Besprechen Sie diese Veränderungen mit Ihrem behandelnden Arzt. Manches kann verbessert werden, aber oft ist es auch notwendig, diese Nebenwirkungen zu akzeptieren, um dem Betroffenen zu helfen.
- Welche Verhaltensweisen haben ihm früher bei Belastungen geholfen? Hat er gerne Nähe oder irritiert es ihn?
- Sind wesentliche Körperfunktionen ausgefallen, sollte Unterstützung durch eine Pflegefachkraft angefordert werden. Dies gilt für die Bereiche der Lagerung, der Ausscheidung und der Körperpflege.
- Die künstliche Ernährung mittels einer PEG-Sonde muss individuell mit dem Arzt erörtert werden. Ähnliches gilt für die Zufuhr von Flüssigkeit mittels einer Infusion.
- Bei Infekten und deren Behandlung ist ebenfalls ein sehr individuelles Vorgehen notwendig. Besprechen Sie dies mit dem Arzt Ihres Vertrauens.

Als wesentliche Elemente können aber folgende Faktoren angesehen werden:

Oberstes Ziel ist die Lebensqualität des Betroffenen am Ende seines Lebens. Insofern sollten sich alle durchgeführten Handlungen diesem Ziel unterordnen. Wissenschaftliche Erörterungen und Maßnahmen können hier die Erfahrungen der Betreuer, das Einfühlungsvermögen sowie Nähe und Geborgenheit nicht ersetzen.

Unterstützende und komplementäre Methoden sind

- Homöopathische Maßnahmen
- Bachblüten, die vor allem der psychischen Stabilisierung dienen
- Aromatherapie
- Basale Stimulation
- Kinästhetik

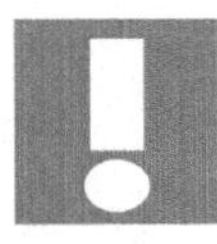

WAS DIE EXPERTIN SAGT

„Wenn sich das Leben unwiderruflich seinem Ende entgegen neigt, ist es nicht nur für die Angehörigen, sondern auch für sonstige Betreuende oft sehr schwer, dazu „ja“ zu sagen. Gute Begleitung bedeutet aber, Sterben als einen Teil des Lebens akzeptieren. Können oder wollen wir nicht sehen, dass die Lebensuhr abgelaufen ist, verfallen wir leicht in einen Aktionismus und quälen den Sterbenden im sinnlosen Bemühen, sein Leben doch noch zu verlängern.“

Gabriela Neubauer, Psychiatrische Gesundheits- und Krankenpflegeperson

„Ich hätte mir nie gedacht, meine Mutter bis zum letzten Atemzug zu begleiten“, berichtet ein 40 jähriger Sohn bei einem Gespräch mit einem Psychologen nach dem Tod der Mutter. „Es war für mich das tiefste Erlebnis meines Lebens und ich möchte es niemals missen.“

5 Die Zeit danach

Trauerarbeit – Trauer zulassen – Zeit zum Abschiednehmen

In unserer westlichen Gesellschaft wird der Tod normalerweise als ein Tabu betrachtet; die meisten Menschen weigern sich sogar, über ihn nachzudenken, und wollen erst recht nicht darüber sprechen. Es hilft Ihnen aber, wenn Sie im voraus wenigstens eine Ahnung davon haben, was nach dem Tode eines älteren Menschen, für den Sie sorgen, auf Sie zukommt.

Auch die Trauer wird oft als Depression verwechselt und soll „wegtherapiert" werden. Trauer ist aber eine normale Gefühlsreaktion und kann bis zu acht Monaten andauern.

„Ist es denn nicht erlaubt, dass ich wegen des Todes meines Mannes traurig bin?", fragt eine vom Psychiater an den Psychotherapeuten überwiesene Frau beim Erstgespräch.

Nur wenige Menschen denken an oder unterhalten sich über ihre Gefühlsreaktionen beim Tode eines geliebten Menschen, bis sie vor dieser Situation stehen. Dies ist bedauerlich, denn es kann sehr helfen, wenn man psychologisch auf die Trauerzeit vorbereitet ist und ihre Bedeutung versteht.

Nach dem Tod des Kranken durchleben die meisten Angehörigen widersprüchliche Gefühle. Während der langen Jahre der Krankheit mussten sie viele Verluste hinnehmen, wie z.B. den Verlust von Fähigkeiten und Persönlichkeitsmerkmalen des Kranken, sie mussten Abschied nehmen von gemeinsamen Zukunftsplänen und von der partnerschaftlichen oder elterlichen Beziehung. Nach der Beerdigung und anderen Formalitäten entsteht oft ein Gefühl unendlicher Leere. Manche Menschen sprechen mit ihrem verstorbenen Ehepartner und haben vielleicht manchmal das Gefühl, als verlören sie ihren Verstand.

Dann wechseln sich Gefühle wie Trauer, Ärger, Resignation und Frustration ab. Manche spüren anfangs auch ein Gefühl der Erleichterung, dass die Zeit des Leidens vorüber ist.

Oft hat man schon im Lauf der Krankheit den Wunsch, der Kranke möge sterben können. Das ist ganz normal und zeigt nur die Spannung und oft auch die eigene Überforderung an.

Nach den ersten Reaktionen auf den Verlust Ihres Angehörigen erleben Sie möglicherweise auch Gefühle von Schuld, Ärger, Depression und vor allem von Einsamkeit.

Sprechen Sie über Ihre Gedanken und Empfindungen mit anderen Familienmitgliedern oder Freunden und Bekannten, die Ihnen Rückhalt geben können. Unterdrücken Sie keine Gefühle, denn das kann Sie selbst krank machen.

Auch in den Angehörigengruppen gibt es die Möglichkeit, durch Gespräche und Erfahrungsaustausch mit anderen Menschen über diese schwere Zeit hinwegzukommen.

Nach der langen Zeit der Betreuung und Pflege verbunden mit ständiger Sorge und Überforderung sind Sie körperlich und seelisch ausgelaugt, und es erscheint Ihnen vielleicht schwierig, wieder ein „normales" Leben zu führen. Sie waren ständig damit beschäftigt, für den Kranken zu sorgen, und haben Ihre eigenen Bedürfnisse hintan gestellt. Plötzlich haben Sie wieder viel Zeit für sich selbst und wissen zunächst nichts damit anzufangen. Versuchen Sie Kontakte zu Freunden und Bekannten wieder aufleben zu lassen, gehen Sie früheren Hobbies nach oder suchen Sie sich eine Beschäftigung, die Ihnen Freude macht. Achten Sie auch auf Ihre körperliche Gesundheit und suchen Sie einen Arzt auf, wenn Sie sich krank oder niedergeschlagen fühlen.

Der Verlust Ihres Angehörigen hinterlässt sicher eine große Lücke und das Leben erscheint Ihnen anfangs leer und ohne Sinn. Geben Sie sich die Zeit, die Sie brauchen, um mit der Veränderung in ihrem Leben klar zu kommen.

Im Laufe der Zeit wird die Erinnerung an die Zeit der Krankheit nachlassen und Sie werden sich an Ihren Angehörigen wieder so erinnern, wie er vor seiner Krankheit war.

Greifen Sie die Chancen, die ihnen das Leben bietet, auf. Es ist kein Verrat an einem Partner oder einer Partnerin, nach dessen Tod wieder zu leben.

Vielleicht sind solche Entscheidungen und Veränderungen sehr schwer für Sie. Nehmen Sie sich wenn möglich viel Zeit dafür. Je älter Sie sind und je tiefer Ihre Trauer ist, desto schwieriger wird es vielleicht, Ihr Leben zu verändern. Es ist jedoch auch weiterhin genauso wichtig, sich um ein erfolgreiches Altern zu bemühen.

IV Zukunftsperspektiven

Eine Studie des Wiener Universitätsinstituts für Soziologie hat ergeben, dass mehr als drei Viertel aller Erwachsenen und noch mehr als die Hälfte der Über-60jährigen das eigene Älterwerden völlig ignorieren.

Möglichst lange leben will jeder, aber niemand will alt werden. Deshalb werden auch immer nur die anderen alt, während man sich selbst als jugendlich begreift.

Woher kommt diese Verdrängung? Die Antwort ist für einen, der ehrlich ist, ganz einfach: Am Ende des Alterns steht der Tod.

„Wenn man vom Altwerden redet, kommt man wohl nicht umhin, auch vom Tod zu sprechen", hat es der ehemalige Bundespräsident Kirchschläger in seiner Rede vor Tiroler Senioren offen ausgesprochen: „Diese Tatsache sollte für uns kein Tabu sein, das wir vor uns herschieben, sondern ein Ereignis, mit dem wir rechnen müssen, von dem wir wissen, dass es kommt, von dem wir nur nicht wissen, wann es passiert." Und weiter: „Je mehr wir uns mit dem Sterben vertraut machen, umso befriedigender, beglückender wird auch das Leben sein und umso weniger Sorgen bereitet es wohl auch den Angehörigen."

Das ist die eine Möglichkeit, mit einer unabwendbaren Tatsache umzugehen.

Es gibt aber auch eine andere. Als der 80jährige Sänger Dietrich Fischer-Dieskau in einem ORF-Interview gefragt wurde: „Wie stellen Sie sich den Tod vor?" antwortete dieser: „Ich kann ihn mir nicht vorstellen, weil ich ihn nicht kenne." Nachsatz: „Ich will ihn mir auch nicht vorstellen. Ich genieße lieber das Leben."

Haben Sie eigentlich schon einmal daran gedacht, dass man sein Leben in späteren Jahren auch nach positiven Gesichtspunkten ausrichten kann? Etwa, indem man sich an jenen Menschen orientiert, denen das Alter scheinbar nichts anhaben kann. Die mit 80 noch jeden Tag Tennis spielen, obwohl sie genauso Probleme mit dem Schultergelenk oder schwache Knie haben wie man selbst. Die sich mit 70 auf die Schulbank setzen und

Prüfungen auf sich nehmen, obwohl das alternde Hirn angeblich nicht mehr aufnahmebereit ist. Menschen, die vor allem offensichtlich Spaß am Leben haben.

Eines steht nämlich fest: Wir alle können heute um gut 40 Jahre länger leben als noch zu Beginn des vorigen Jahrhunderts.

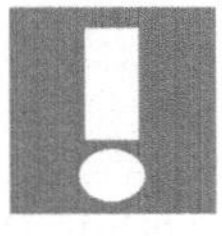

WAS DER ARZT SAGT

> *„Die Lehrbücher der Medizin müssen völlig umgeschrieben werden. Kein Stein wird auf dem anderen bleiben“.*
>
> Univ.-Prof. DDr **Johannes Huber**, Vorsitzender der Ethikkommission der österreichischen Bundesregierung

Die Gründe für die neue Langlebigkeit, die uns bereits einen 100. Geburtstag nach dem anderen feiern lässt, liegen auf der Hand: Mit dem rasanten Fortschritt der wissenschaftlichen Forschung ist es heute möglich, Krankheiten zu heilen und erkrankte Organe durch Spenderorgane zu ersetzen. Hinzu kommen erfolgversprechende, wenngleich da und dort noch verbotene Versuche, Stammzellen zu züchten, die es ermöglichen, abgenützte Organe zu verjüngen.

„Rein theoretisch“, so der Wiener Sozialmediziner Kunze, „kann der Mensch unsterblich sein“.

Möchten wir das wirklich?

Nützliche Adressen und Links

Gesundheit

Alzheimer Angehörige Austria – Selbsthilfegruppe
Obere Augartenstr. 26-28
A-1020 Wien
Tel. 01/ 332 51 66-0

Österreichische Alzheimer Gesellschaft
c/o Univ.-Prof.
Dr. Reinhold Schmid
Universitätsklinik für Neurologie
LKH Graz
Auenbrugger Platz 1
A-8036 Graz
www.alzheimer-gesellschaft.at

Österreichische Alzheimer Liga
c/o Dir. Dr. Marion Kalousek
SMZ Baumgartner Höhe
Otto Wagner Spital
Baumgartner Höhe 1
A-1114 Wien

Alzheimer Europe
145, route de Thoinville
2611 Luxembourg
Tel. 352 29 79 70
e-mail: info@alzheimer-europe.org
www.alzheimer-europe.org

Alzheimer Selbsthilfegruppe
Obere Augartenstr. 26-28
A-1020 Wien
Tel. 01/ 332 51 66-0

Deutsche Alzheimer Gesellschaft
Friedrichstraße 236
D-10969 Berlin
Tel. 030 2593 795 0
info@deutsche-alzheimer.de
www.deutsche-alzheimer.de

Kuratorium Deutsche Altenhilfe
Wilhelmine-Lübke Stiftung e.V.
An der Pauluskirche 3
50677 Köln
Tel. 0221-931847
info@kda.de
www.kda.de

Schweizerische Alzheimer Gesellschaft
Rue de Pécheurs 8
1400 Yverdon-les-Bains
Tel. 024-426 20 00
www.alz.ch

Dachverband der österreichischen Osteoporose SHG
Frankgasse 8
A-1090 Wien
Tel. 01/ 405 47 77
E-mail: info@billrothhaus.at

Österreichische Osteoporose SHG
Kaiserstr. 14/13
A-1070 Wien
Tel. 01/ 522 63 35
www.osteoporose-selbsthilfe.at

Kuratorium Knochengesundheit e.V.
Leipziger Straße 6
74889 Sinsheim
http://www.osteoporose.org/SHG.htm

Netzwerk-Osteoporose e.V.
Vorsitzende: Karin G. Mertel
Kamp 21
33098 Paderborn
Tel 05251/280586
Fax 05251/280586
e-mail: buero@netzwerk-osteoporose.de
www.netzwerk-osteoporose.de

donna mobile
Arbeitsgemeinschaft Osteoporose Schweiz
Postfach 270
3000 Bern 7
Osteoporose Helpline:
0848 80 50 88
Tel. ++41 31 312 45 55
Fax ++41 31 312 45 56
e-mail: donnamobile@donna.ch
www.donna.ch

Institut für Lebensstil
Schönlaterngasse 5/I/23
A-1010 Wien
Tel. 01/ 513 72 04

Ernährung, Pollen, Rauchen, Umwelt (PERU)
Magistratsabteilung 15 (MA 15)
Beratung und Tipps durch Ärzte und Psychologen
Neutorgasse 15
A-1010 Wien
Montag bis Freitag
7.00 bis 18.00 Uhr
Tel. 01/ 53 114 DW 87 639

aid infodienst
Verbraucherschutz, Ernährung Landwirtschaft e.V.
Friedrich-Ebert-Straße 3
53177 Bonn
Tel. 0228 8499-0
http://www.aid.de/

Fonds Gesundes Österreich – SIGIS
Mariahilfer Straße 176
A-1150 Wien
Tel. 01/ 895 04 00-25
www.fgoe.org

Hochgratklinik Wolfsried
Fachklinik für Psychosomatik und Psychotherapie
Hilfe bei: Depressionen, Beziehungssucht, Essstörungen
www.hochgrat-klinik.de

Krebshilfe Zentrum der Österreichischen Krebshilfe
Beratungszentrum
Theresiengasse 46
(Ecke Kreuzgasse)
A-1180 Wien
Tel. 01/ 408 70 48

Nikotinentwöhnung
Insitut für Sozialmedizin
Rooseveltplatz 3/1
1090 Wien
Tel. 01/ 4277 64601

Deutsche Krebshilfe e.V.
Thomas-Mann-Str. 40
Postfach 1467
53004 Bonn
Tel. 02 28/7 29 90-0
Fax 02 28/7 29 90-11
e-mail: deutsche@krebshilfe.de

Deutsche Krebsgesellschaft e.V.
Steinlestraße 6
60596 Frankfurt am Main
Tel. 069-630096-0
Fax 069-630096–66

Krebsliga Schweiz
Postfach 8219
3001 Bern
Tel. 031/389 91 00
Fax 031/389 91 60
e-mail: helpline@swisscancer.ch
www.swisscancer.ch

Rauchertelefon des Deutschen Krebsforschungszentrums
Hotline zur Rauchentwöhnung:
0 62 21/42 42 00
Montag bis Freitag
15 bis 19 Uhr

Bundeszentrale für gesundheitliche Aufklärung
Telefonberatung zur
Rauchentwöhnung:
Tel. 0 18 05/31 31 31
Montag bis Donnerstag
10 bis 22 Uhr
Freitag bis Sonntag
10 bis 18 Uhr
www.bzga.de

Lungenliga Schweiz
Südbahnhofstrasse 14c
Postfach 49
3000 Bern 17
Tel. 031 378 20 50
Fax 031 378 20 51
e-mail: info@lung.ch

Arbeitsgemeinschaft Tabakprävention Schweiz
Effingerstrasse 40
3011 Bern
Tel. 031 389 92 46
Fax 031 389 92 60
e-mail: info@at-schweiz.ch

Deutsche Herzstiftung e. V.
Vogtstraße 50
60322 Frankfurt/Main
Tel. 0 69/9 55 12 80
www.herzstiftung.de

Österreichische Rheumaliga
Mahlerstrasse 3/2/7
A-1010 Wien
Tel. 01/ 20 36 202
www.rheumaliga.at

Redaktion Rheuma Online De
Alexander Langer
Mühlenstr. 117
40668 Meerbusch
http://www.rheuma-online.de/

Deutsche Rheuma-Liga Bundesverband e.V.
Geschäftsführung: Ursula Faubel
Maximilianstraße 14
53111 Bonn
Tel. 0228 – 76 60 60
Fax 0228 – 76 60 620
e-mail: bv@rheuma-liga.de

Rheumaliga Schweiz
Renggerstrasse 71
8038 Zürich
Tel. 044 487 40 00
Fax 044 487 40 19
e-mail: info@rheumaliga.ch
www.rheumaliga.ch

Selbsthilfe bei Prostatakrebs
Dachverband Österreich
Obere Augartenstrasse 26-28
A-1020 Wien
Tel. 01/ 333 10 10
www.prostatakrebse.at

Bundesarbeitsgemeinschaft Prostatakrebs Selbsthilfe
Gemeinnütziger Verein
Geschäftsstelle: Postfach 101125
D 30983 Gehrden
Tel. 05108 926646
Fax 05108 926647
www.prostatakrebs-bps.de
www.prostatakrebse.de

Servicestelle für Selbsthilfegruppen
Magistrat der Stadt Wien
Schottenring 24
A-1010 Wien
Tel. 01/ 53 114 – 76151

Stiftung KOSCH
Koordination und Förderung von Selbsthilfegruppen in der Schweiz
Laufenstrasse 12
4053 Basel
Tel. 061-333 86 01
Fax 061-333 86 02
www.kosch.ch

NAKOS
Nationale Kontakt- und Informationsstelle zur Anregung und Unterstützung von Selbsthilfegruppen
Wilmersdorfer Str. 39
D-10627 Berlin
Tel. 030 / 31 01 89 60
Fax 030 / 31 01 89 70
www.nakos.de

Selbsthilfegruppe Aktive Diabetiker Austria
Mittersteig 4/21
A-1050 Wien
Tel. 01/ 587 68 94
www.aktive-diabetiker.at

Deutscher Diabetiker Bund e.V.
Goethestraße 27
34119 Kassel
Tel. (0561) 7034770
Fax (0561) 7034771
e-mail: info@diabetikerbund.de
www.diabetes-news.de/selbsthilfe/

Deutsches Diabetes-Zentrum
Leibniz-Zentrum an der Heinrich-Heine-Universität Düsseldorf
Auf'm Hennekamp 65
40225 Düsseldorf
www.diabetes-deutschland.de

SOS Körper
Speisingerstr. 109
A-1130 Wien
Tel. 01/ 80182-805
www.sos-koerper.at

Verein für Sachwalterschaft, Patientenanwaltschaft und Bewohnervertretung
Zentrale
Forsthausgasse 16-20
A-1200 Wien
Tel. 01/ 330 46 00, F DW 300
e-mail: verein@vsp.at

Wiener Patientenanwaltschaft
Schönbrunner Strasse 7
A-1040 Wien
Tel. 01 / 587 12 04 DW 0
http://www.wien.gv.at/patanw/

Humanistischer Verband Deutschland
Bundeszentralstelle des HVD
10179 Berlin
Wallstraße 65
Tel. 030-61 39 04-11
Fax 030-61 39 04-36
mail@patientenverfuegung.de
www.patientenverfügung.de

Theodor Springmann Stiftung
Patienteninformationsstelle
Reuchlinstraße 10-11
10553 Berlin
Tel. 030/ 44 02 40 79
e-mail: auskunft@patiententelefon.de
www.patiententelefon.de

Patientenverfügung
Caritas Schweiz
Löwenstrasse 3
6002 Luzern
Tel. 041 419 22 22
e-mail: info@caritas.ch
www.caritas.ch

Memory Institut im Geriatriezentrum Am Wienerwald
Wagner-Jauregg-Institut
Jagdschlossgasse 59
1130 Wien
Tel. 01/80 110 3888

Gedächtnisambulanz der Neurolog. Universitätsklinik am AKH
Prof. Dr. Peter Dal-Bianco
Währinger Gürtel 18–20
1090 Wien
Tel. 01740 400 3148

Gedächtnissprechstunde Uniklinikum Benjamin Franklin
Neurologische Poliklinik
Hindenburgdamm 30
D-12200 Berlin
Tel. 030/8445-2255

Gedächtniszentrum Universität Erlangen-Nürnberg/Klinikum am Europakanal
Institut für Psychogerontologie
Nägelsbachstraße 25
D-91052 Erlangen
Tel. 09131/852-2519

Memory Clinic NeuroPsychologieZentrum
Akutgeriatrie
Universitätsspital Basel
Schanzenstrasse 55
CH-4031 Basel
Tel. ++41 (0) 61 265 3881
Fax ++41 (0) 61 265 3788

Memory Clinic Rheinische Kliniken
Gerontopsychiatrische Ambulanz
Kaiser-Karl-Ring 20
D-53111 Bonn
Tel. 0228/551-2567

Memory Klinik Städtisches Krankenhaus Neuperlach
Geriatrische Ambulanz
Oskar-Maria-Graf-Ring 51
D-81737 München
Tel. 089/6794-2284

Geronto-Psychiatrisches Zentrum der Psychosozialen Dienste in Wien
OA Dr. Georg Psota
Sechsschimmelgasse 21
1090 Wien
Tel. 01/ 310 00 16
Mo-Fr 9-14 Uhr

Weiterbildung/Beschäftigung

ASEP Austrian Senior Experts Pool
Österreichischer Senior
Führungskräfte Pool
Schwarzenbergplatz 4
A-1030 Wien
Tel. 01/713 13 18 DW 0

Seniorenreferat der Österreichischen Hochschülerschaft
an der Universität Wien
Universitätsstrasse 7
A-1010 Wien
Tel. 01/42 77 DW 195 80

WUK-Seniorenzentrum
Währinger Str. 59
A-1090 Wien
Tel. 01/408 56 92

Bundesarbeitsgemeinschaft Wissenschaftliche Weiterbildung für Ältere
TU Berlin / BANA
Ulrike Strate-Schneider
Steinplatz 1
D-10623 Berlin

Deutsches Institut für Erwachsenenbildung e.V.
Hansaallee 150
D-60320 Frankfurt am Main
Tel. 0 69/9 56 26-0
Fax 0 69/9 56 26-174
http://www.die-frankfurt.de/

Deutscher Volkshochschul-Verband e.V.
DVV-Geschäftsstelle
Obere Wilhelmstraße 32
53225 Bonn
Tel. (0228) 97569-20
Fax (0228) 97569-30
http://www.dvv-vhs.de/

Seniorenuniversität Basel
Zentrum für Erwachsenenbildung
Freiestrasse 39
4001 Basel
Tel. 41 61-2618261
Fax 41 61 269 8676

Seniorenuniversität Bern
Universitätskanzlei
Hochschulstr. 4
CH-3012 Bern
Tel. 41 31 631 8253
Fax 41 31 631 8008

Seniorenuniversität Zürich
Winterthurstr. 190
CH-8057 Zürich
Tel. ++41-(0)1-63 56 666
Fax ++41-(0)1-63 55 491

Unabhängige Interessensvertreter/innen

EURAG Österreich
Curlandgasse 22
A-1170 Wien
Tel. 01/ 489 09 36
www.eurag.at

EURAG-Deutschland
Bund der älteren Generation Europas
Brandenburgische Straße 80
D-10713 Berlin
Tel 0049-30-86001-175 oder -149
Fax 0049-30-86001-220
www.eurag-deutschland.de

EURAG Schweiz
Sekretariat
Postfach 492
Lavaterstr. 60
CH-8027 Zürich
Tel. +41-(01)-2838989
Fax +41-(01)-2838972

GEFAS
Steirische Gesellschaft zur Förderung der Alterswissenschaften und des Seniorenstudiums an der Universität Graz
Mozartgasse 14a
A-8010 Graz
Tel. 0316/ 380 2964
www.seniorweb.at

Kneipp Bund
Wien Zentrum
Friederike Zelenka
Neubaugasse 66/2/2/18
A-1070 Wien
Tel. 01/ 526 75 08
http://web.utanet.at/kneippwien

Kontaktbörse
Friederike Bittersmann
Teustr. 92/Stiege 6
1200 Wien
Tel. 01 / 332 45 70

Wissensbörse
Schottenfeldgasse 29
1072 Wien
Tel. 01/ 522 57 13-443
www.wissensboerse.at

Politische Interessensvertretungen

Bundesministerium für soziale Sicherheit, Generationen und Konsumentenschutz
Kompetenzzentrum für Seniorenpolitik
Sektion V
Franz-Josefs-Kai 51
1010 Wien
Tel. 01/ 71100-0 Dw
www.bmsg.gv.at

Bundesministerium für Familie, Senioren, Frauen und Jugend
Alexanderplatz 6
D-10178 Berlin
Tel. 01 88 8/555 – 0
Fax 01 88 8/555 – 41 03
www.bmfsfj.de

Bundesamt für Gesundheit
CH-3003 Bern
Tel. ++41 (0)31 324 92 31
Fax ++41 (0)31 323 37 72
e-mail: info@bag.admin.ch
http://www.bag.admin.ch/

Initiative Grüne SeniorInnen
Lindengasse 40
A-1070 Wien
Tel. 01/ 521 25 DW 246
www.seniorinnen.gruene.at

Österreichischer Seniorenbund
Lichtenfelsgasse 7
A-1010 Wien
Tel. 01/ 401 26 DW 151
www.seniorenbund.at

Pensionistenverband Österreich
Gentzgasse 129
A-1180 Wien
Tel. 01/ 313 72-0
www.pvoe.at

Seniorenbüro der Stadt Wien
(„Seniorenservicetelefon“)
Schlesingerplatz 2/ DG
A-1080 Wien
Tel. 01/ 4000 DW 8580

Bundesarbeitsgemeinschaft der Senioren-Organisationen (BAGSO)
Ursula Lenz, Eifelstraße 9
D-53119 Bonn
Tel. 02 28 / 24 99 93-0
Fax 02 28 / 24 99 93-20
http://www.bagso.de

Schweizer Senioren und Rentner Verband (SSRV)
Postfach 281
CH-8059 Zürich
Tel. ++41-(0)1-2025047
http://www.ssrv.ch

Pro Senectute Schweiz
Geschäfts- und Fachstelle
Lavaterstr. 60
Postfach
8027 Zürich
Tel. 044 283 89 89
Fax 044 283 89 80

Nützliche Links im Internet

www.eurag.at
www.eurag-europe.org
www.eurag-deutschland.de
www.seniorweb.at
www.netdoktor.at
www.bmsg.at
www.seniorkom.at
www.50plus.at
www.plejaden.net
http://www.rauchfrei.de/
http://www.seniorinnen.ch/

Bücher zum Nachlesen

Auerbach, Leo; Metka, Markus: „Die Phytohormon-Revolution", Ueberreuter, Wien 2005

Böhmer, Franz; Rhomberg, Hans P.; Weber, Erwin: „Grundlagen der Geriatrie", Verlagshaus der Ärzte 2004

Butler, Robert N.; Kiikuni, Kenzo (Hrsg.): „Who is responsible for my old age?" Springer, New York 1993

Carper, Jean: "Stop Ageing Now!", Harper Collins Publishers, Inc. 1995

Brugger, Elisabeth; Czerwenka-Wenkstetten, Gertraud; Folkes, Erika (Hrsg.): „Die 3. Karriere", Edition Volkshochschule, Wien 1996

Frühwald, Thomas; Gatterer, Gerald: „Demenz. Geißel des Alterns", Norka Verlag, Klosterneuburg 2002

Gatterer, Gerald; Croy Antonia: „Geistig fit ins Alter", Springer, Wien-New York 2002

Gatterer, Gerald; Croy Antonia: „Geistig fit ins Alter 2", Springer, Wien-New York 2004

Gatterer, Gerald; Croy, Antonia: „Geistig fit ins Alter, 2. Aufl. mit CD", Springer, Wien New York 2004

Gatterer, Gerald (Hrsg.): „Multiprofessionelle Altenbetreuung", Springer, Wien New York 2003

Gatterer, Gerald; Croy, Antonia: „Leben mit Demenz", Springer, Wien-New York 2005

Gatterer,Gerald; Croy, Antonia: „KogCheck Gedächtnistraining am Computer", Seibersdorf Research

Greengross, Wendy; Greengross Sally: “Living Loving & Ageing”, Age Concern England 1989

Huber, Johannes: „Grundlagen der Altersprävention“, Maudrich, Wien-München-Bern 2004

Huber, Johannes, Worm, Alfred: „Man(n wird jünger“, Maudrich, Wien 1999

Kiefer, Ingrid; Kunze, Michael; Schoberberger, Rudolf: „Schlank ohne Diät“, Kneipp, Leoben 2003

Kindel, Georg, Meryn, Siegfried, Metka, Markus: „Der Mann 2000 – Die Hormonrevolution“, Ueberreuter 1999

Lehr, Ursula: „Psychologie des Alterns“, Quelle & Meyer 2003

Lohner, Chris: „50plus. – Na und?“, Linde, Wien 2003

Maerker, Andreas (Hrsg.): „Alterspsychotherapie und klinische Gerontopsychologie“, Springer, Berlin 2002

Meryn, Siegfried; Kindel, Georg: „Kursbuch Mann“, Ueberreuter, Wien 2000

Metka, Markus; Walkensteiner, Thomas: „Anti-Aging Gourmet Kochbuch No.1“, Brandstätter, Wien 2004

Neumann, Bernd: „Das Wichtigste über Anti-Aging“, Knaur 2004

Oberbauer, Martin: „Abenteuer Gedächtnis“, Goldmann 2005

Oswald, Wolf D.: „SIMA-basic-Gedächtnistraining und Psychomotorik“, Hogrefe, Göttingen 2005

Oswald, Wolf D. et. al.: „Gerontologie“, Kohlhammer, Stuttgart-Berlin-Köln 1984

Perls, Thomas T.; Silver, Margery Hutter: “Living to 100”, Perseus Book Group 1999

Saletu Bernd, Saletu-Zyhlarz Gerda: „Was Sie schon immer über Schlaf wissen wollten", Ueberreuter, Wien 2001

Sears, Barry: "The Anti-Aging Zone", Regan Books Harper Collins Publishers, New York 1999

Sonnleitner Walter: Erben und Erben lassen, Ueberreuter, Wien-Frankfurt 1997

Stoppard, Miriam: "Menopause", Dorling Kindersley Ltd., London-New York-Stuttgart 1994

Stoppard, Miriam: "Defying Age", Dorling Kindersley Ltd., London, New York-Munich-Melbourne, Dehli 2003

Wanschura, Werner: "Sag' beim Abschied leise Servus", Kneipp Verlag, Leoben 1992

Zapotoczky, Hans G.; Fischhof, Peter K.: „Handbuch der Gerontopsychiatrie", Springer, Wien-New York 2002

DVD „Anti Aging Medizin – Fact or Fiction?" Von und mit Univ. Prof. Dr. G. Wick, Gesellschaft der Ärzte in Wien

Sachverzeichnis

SpringerMedizin

Gerald Gatterer, Antonia Croy

Leben mit Demenz

Praxisbezogener Ratgeber für Pflege und Betreuung

Unter Mitarbeit von G. Neubauer, M. Schmieder, H. G. Zapotoczky

2005. XIII, 325 Seiten. 14 Abbildungen.

Broschiert **EUR 29,80**, sFr 51,–

ISBN 3-211-00804-7

Die demographische Entwicklung prophezeit uns: Wir werden alle älter. Die hinzugewonnene Lebenszeit kann aber oft ein Leben mit Krankheit, Behinderung und der Pflegeabhängigkeit von anderen Menschen sein.

Dieses Handbuch beleuchtet das Leben mit einer dementiellen Erkrankung und stellt einen praxisorientierten Leitfaden für das Zusammenleben mit von Demenz betroffenen Personen dar. Klar und verständlich werden die Ursachen der Erkrankung und Möglichkeiten für Diagnostik und Therapie besprochen. Fachleute aus den Bereichen Medizin, Pflege, Psychologie und Angehörigenbetreuung stellen praxisrelevante Lösungen für die im Verlauf der Erkrankung auftretenden Probleme, vom Erkennen der ersten Symptome bis hin zum Abschiednehmen, vor.

Alle professionellen Helfer der Altenpflege sowie Betroffene und deren Angehörige erhalten einen detaillierten Überblick zur Betreuung und Versorgung von dementiell erkrankten Menschen. Ein Serviceteil bietet wichtige Kontaktadressen für Deutschland, Österreich und die Schweiz.

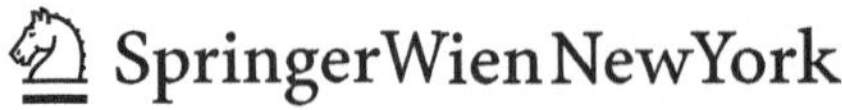

P.O. Box 89, Sachsenplatz 4–6, 1201 Wien, Österreich, Fax +43.1.330 24 26, books@springer.at, **springer.at**
Haberstraße 7, 69126 Heidelberg, Deutschland, Fax +49.6221.345-4229, SDC-bookorder@springer-sbm.com, springeronline.com
P.O. Box 2485, Secaucus, NJ 07096-2485, USA, Fax +1.201.348-4505, orders@springer-ny.com, springeronline.com
Eastern Book Service, 3–13, Hongo 3-chome, Bunkyo-ku, Tokyo 113, Japan, Fax +81.3.38 18 08 64, orders@svt-ebs.co.jp
Preisänderungen und Irrtümer vorbehalten.

SpringerMedizin

Daniela Loisl, Rudolf Puchner

Diagnose Rheuma

Lebensqualität mit einer entzündlichen Gelenkserkrankung

2005. X, 139 Seiten. 20 Abbildungen.
Gebunden **EUR 19,80**, sFr 34,–
ISBN 3-211-22042-9

Das Buch zeigt, dass es auch mit einer chronischen Erkrankung möglich ist, eine hohe Lebensqualität zu erzielen, wenn man gelernt hat, positiv mit der Krankheit umzugehen. Das Leben, der Alltag, die Beziehung und auch das Berufsleben werden nicht in Theorie beschrieben, sondern von einer seit 18 Jahren an chronischer Polyarthritis erkrankten Patientin, die mit der Diagnose „Rheuma" leben lernen musste, unter vielen schwierigen Umwegen auch gelernt hat und heute ein sehr positives Leben führt.

Der erfahrene Rheumatologe beschreibt leicht verständlich verschiedene Krankheitsbilder des rheumatischen Formenkreises, begleitet von sehr anschaulichen Fallbeispielen aus seiner langjährigen Praxis, wobei verschiedene Therapieoptionen aufgezeigt werden. Kurzbiographien berühmter Persönlichkeiten zeigen, wie diese gelernt haben, mit ihrer schweren Krankheit umzugehen.

Das Buch soll nicht nur Betroffenen Mut machen, sondern kann auch für Ärzte im Umgang mit ihren Rheumapatienten sehr hilfreich sein.

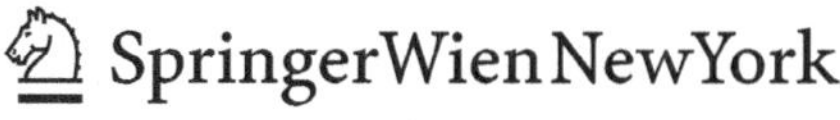

P.O. Box 89, Sachsenplatz 4–6, 1201 Wien, Österreich, Fax +43.1.330 24 26, books@springer.at, **springer.at**
Haberstraße 7, 69126 Heidelberg, Deutschland, Fax +49.6221.345-4229, SDC-bookorder@springer-sbm.com, springeronline.com
P.O. Box 2485, Secaucus, NJ 07096-2485, USA, Fax +1.201.348-4505, orders@springer-ny.com, springeronline.com
Eastern Book Service, 3–13, Hongo 3-chome, Bunkyo-ku, Tokyo 113, Japan, Fax +81.3.38 18 08 64, orders@svt-ebs.co.jp
Preisänderungen und Irrtümer vorbehalten.

Springer und Umwelt

ALS INTERNATIONALER WISSENSCHAFTLICHER VERLAG sind wir uns unserer besonderen Verpflichtung der Umwelt gegenüber bewusst und beziehen umweltorientierte Grundsätze in Unternehmensentscheidungen mit ein.

VON UNSEREN GESCHÄFTSPARTNERN (DRUCKEREIEN, Papierfabriken, Verpackungsherstellern usw.) verlangen wir, dass sie sowohl beim Herstellungsprozess selbst als auch beim Einsatz der zur Verwendung kommenden Materialien ökologische Gesichtspunkte berücksichtigen.

DAS FÜR DIESES BUCH VERWENDETE PAPIER IST AUS chlorfrei hergestelltem Zellstoff gefertigt und im pH-Wert neutral.